国家卫生和计划生育委员会"十三五"规划教材配套教材

全国高等学校配套教材

供康复治疗学专业用

肌肉骨骼康复学
实训指导

主　　编　马　超

副主编　岳寿伟

编　　者　（按姓氏笔画排序）

马　超	中山大学孙逸仙纪念医院	武继祥	陆军军医大学西南医院
王　刚	湖北医药学院太和医院	岳寿伟	山东大学齐鲁医院
石丽宏	哈尔滨医科大学附属第五医院	周　云	安徽医科大学第二附属医院
邢晓红	长治医学院附属和平医院	周谋望	北京大学第三医院
张　杨	山东大学齐鲁医院	胡文清	河北医科大学第三医院
张　明	徐州市中心医院	殷　樱	重庆医科大学附属第二医院

人民卫生出版社

图书在版编目（CIP）数据

肌肉骨骼康复学实训指导 / 马超主编.—北京：
人民卫生出版社,2018
本科康复治疗专业第三轮规划教材配套教材
ISBN 978-7-117-27564-4

Ⅰ.①肌… Ⅱ.①马… Ⅲ.①肌肉骨骼系统－康复医
学－高等学校－教材 Ⅳ.①R680.9

中国版本图书馆 CIP 数据核字（2018）第 225872 号

| 人卫智网 | www.ipmph.com | 医学教育、学术、考试、健康，购书智慧智能综合服务平台 |
| 人卫官网 | www.pmph.com | 人卫官方资讯发布平台 |

肌肉骨骼康复学实训指导

主　　编：马　超
出版发行：人民卫生出版社（中继线 010-59780011）
地　　址：北京市朝阳区潘家园南里 19 号
邮　　编：100021
E - mail：pmph @ pmph. com
购书热线：010-59787592　010-59787584　010-65264830
印　　刷：三河市尚艺印装有限公司
经　　销：新华书店
开　　本：787×1092　1/16　　印张：5
字　　数：128 千字
版　　次：2018 年 3 月第 1 版　2025 年 1 月第 1 版第 5 次印刷
标准书号：ISBN 978-7-117-27564-4
定　　价：16.00 元
打击盗版举报电话：010-59787491　E - mail：WQ @ pmph. com
（凡属印装质量问题请与本社市场营销中心联系退换）

随着康复医学的蓬勃发展，全国近百所高等院校开设康复治疗专业，《肌肉骨骼康复学》作为全国高等学校规划教材应运而生，且已修订至第 3 版。为系统地了解肌肉骨骼疾病的康复，应广大师生要求，特增加编写《肌肉骨骼康复学实训指导》一书，以临床常见的实际案例进行评估、康复，增加对肌肉骨骼疾患的认识。此教材是由一批长期工作在临床一线、具有丰富临床与教学经验的教师编写而成。实训内容来源于实践，具有较高的操作性与实用性。从事康复专业的医师、治疗师、护士及相关专业的医师均可参考。

本实训教材是以全国高等学校康复治疗学专业规划教材《肌肉骨骼康复学》第 3 版为蓝本，打破传统按照章节进行编写的方法，以临床为本，归纳提取肌肉骨骼系统常见疾患按照病种进行编写，根据案例的具体情况进行系统评估、针对性进行全面治疗，力求全面、简洁、系统的反映教材内容，力求理论联系实际，利用基础知识为康复方案提供理论基础，利用案例分析丰富基础知识，提供具体规范化操作流程。

本书内容包括临床上常见肌肉骨骼疾病：肱骨干骨折术后康复、桡骨小头骨折术后康复、手外伤康复、屈肌腱损伤康复、胫骨平台骨折内固定术后康复、踝关节骨折术后康复、颈椎脊髓损伤康复、胸腰椎脊髓损伤康复、神经根型颈椎病患者康复、腰椎间盘突出症患者康复、周围神经(臂丛神经)损伤康复、前交叉韧带重建术后康复、截肢康复、全髋关节置换术后康复、全膝关节置换术后康复、骨关节炎康复、肩关节周围炎康复、关节挛缩康复。

本书在强调"三基"(基础理论、基本知识、基本技能)、"五性"(思想性、科学性、先进性、启发性和适用性)的同时，突出可操作性和实用性，读者可以将其中的内容应用于临床实际。

现在是知识快速更新的年代，疾病的康复很难做到与时俱进，编者虽已尽了最大努力，但由于时间紧、任务重，本书难免存在缺陷。因此只能期待更多专家、同道与读者在使用本书的过程中对发现的错漏不吝赐教，以便再版时进一步修订。

我们在此一并对本书编写过程给予支持的编写单位及同道表示深切的感谢。

马　超　岳寿伟

目录

实训一　肱骨干骨折术后康复　　　　　　　　　　　　　1

实训二　桡骨小头骨折术后康复　　　　　　　　　　　　6

实训三　手外伤康复　　　　　　　　　　　　　　　　　10

实训四　屈肌腱损伤康复　　　　　　　　　　　　　　　14

实训五　胫骨平台骨折内固定术后康复　　　　　　　　　17

实训六　踝关节骨折术后康复　　　　　　　　　　　　　21

实训七　颈椎脊髓损伤康复　　　　　　　　　　　　　　24

实训八　胸腰椎脊髓损伤康复　　　　　　　　　　　　　28

实训九　神经根型颈椎病患者康复　　　　　　　　　　　32

实训十　腰椎间盘突出症患者康复　　　　　　　　　　　36

实训十一　周围神经（臂丛神经）损伤康复　　　　　　　40

实训十二　前交叉韧带重建术后康复　　　　　　　　　　45

实训十三　截肢康复　　　　　　　　　　　　　　　　　48

实训十四　全髋关节置换术后康复　　　　　　　　　　　52

实训十五　全膝关节置换术后康复　　　　　　　　　　　55

实训十六　骨关节炎康复　　　　　　　　　　　　　　　58

实训十七　肩关节周围炎康复　　　　　　　　　　　　　65

实训十八　关节挛缩康复　　　　　　　　　　　　　　　69

实训一　肱骨干骨折术后康复

　　肱骨干骨折大多是由于直接或间接暴力造成的。最常见的损伤机制包括高处坠落时上肢外展、摩托车祸伤以及上臂直接受力所致。肌肉极度收缩也可造成肱骨干骨折。老年人摔倒造成的肱骨干骨折往往不是粉碎性骨折。高能量损伤常常造成粉碎性骨折以及软组织的严重损伤。由于许多肌肉的附着点均在肱骨上，所以一旦骨折发生，常会因为肌肉的牵拉，导致骨折端移位，外角短缩及旋转畸形，在肱骨中下 1/3 后外侧桡神经沟内牵拉桡神经，紧贴骨面下行，此处发生骨折常导致桡神经损伤。下 1/3 骨折易发生骨不连。肱骨干骨折患者常常出现肩关节功能受限，严重影响患者的生活质量。掌握科学的评定方法，判断患者功能障碍程度；通过制定合适的康复目标，选择合适的康复治疗以最大程度恢复患者的功能水平，改善生活质量。

【实训目的】

　　掌握肩关节 ROM 的评估方法。
　　熟悉肱骨干骨折不同时期的康复措施。

【实训对象】

　　学生及肱骨干骨折患者。

【实训教具与设备】

　　关节活动测量尺、卷尺、弹力带、沙袋、功能性电刺激器、电极、超声波治疗仪、蜡疗仪、红外线治疗仪、中药薰药治疗仪、治疗床等。

【实训内容】

　　肩关节 ROM 测量、肩周肌群肌力训练、ADL 训练。
　　患者杨某，女，62 岁，退休教师。2 个月前不慎摔倒，当即感到右肩部疼痛，活动受限，送至当地医院就诊。摄片示："右肱骨近端骨折"，完善相关检查后入院治疗予以切开复位内固定术。现患者右肩功能障碍，右肩疼痛，右肩活动受限，为行进一步康复治疗来诊。
　　请根据上述患者情况进行相应的评估和制定康复治疗措施。

一、患者功能评估

1. 肩关节运动功能评估

(1)肩关节 AROM 评估

1)肩关节前屈 AROM 测量

患者体位:坐位。肩关节无外展、内收、旋转,前臂中立位,手掌朝向体侧。

关节角度尺摆放:

- 固定臂:腋中线。
- 移动臂:肱骨长轴。
- 轴心:肩峰。

治疗师嘱患者肩关节前屈到达最大范围,此时读关节活动尺度数为 70°。

2)肩关节后伸 AROM 测量

患者体位:坐位。

关节角度尺摆放:

- 固定臂:腋中线。
- 移动臂:肱骨长轴。
- 轴心:肩峰。

治疗师嘱患者肩关节后伸到达最大范围,此时读关节活动尺度数为 15°。

3)肩关节外展 AROM 测量

患者体位:坐位。

关节角度尺摆放:

- 固定臂:通过肩峰与地面垂直。
- 移动臂:肱骨长轴。
- 轴心:肩峰后方。

治疗师嘱患者肩关节外展到达最大范围,此时读关节活动尺度数为 85°。

4)肩关节内旋 AROM 测量

患者体位:仰卧位,肩关节外展 90°,肘关节屈曲 90°,前臂旋前。

关节角度尺摆放:

- 固定臂:通过轴心与地面垂直。
- 移动臂:前臂纵轴。
- 轴心:尺骨鹰嘴。

治疗师嘱患者肩关节内旋到达最大范围,此时读关节活动尺度数为 10°。

5)肩关节外旋 AROM 测量

患者体位:仰卧位,肩关节外展 90°,肘关节屈曲 90°,前臂旋前。

关节角度尺摆放:

- 固定臂:通过轴心与地面垂直。
- 移动臂:前臂纵轴。
- 轴心:尺骨鹰嘴。

治疗师嘱患者肩关节外旋到达最大范围,此时读关节活动尺度数为 0°。

结论:患者右肩关节主动前屈70°,外展85°,后伸15°,内旋10°,外旋0°;右肩关节各方向活动度均明显受限。

(2)肩关节周围肌群肌力评估

评估方法:徒手肌力检查。

1)肩关节前屈肌群肌力评定

患者起始体位:坐位。

【主要动作肌】 三角肌、喙肱肌。

【辅助肌】 胸大肌(锁骨部纤维)、肱二头肌长头。

患者处于坐位,治疗师站立于患者右侧肢体旁,患者上肢自然下垂,肘关节轻度屈曲,前臂呈旋前位,嘱患者上肢前屈上举过头,可见患者可主动进行肩关节现有活动范围内的前屈,记前屈肌力至少为3级;在患者上臂远端施加中等度阻力,嘱患者重复上述动作,未能成功,记右侧肩关节前屈肌群肌力为3级。

2)肩关节后伸肌群肌力评定

患者起始体位:坐位。

【主要动作肌】 三角肌后部纤维、背阔肌、大圆肌。

【辅助肌】 小圆肌、肱三头肌。

患者处于坐位,治疗师站立于患者右侧肢体旁,患者上肢内收、内旋(手掌向后),嘱患者上肢向后伸展,可见患者可主动进行肩关节现有活动范围内的后伸,记后伸肌力至少为3级;在患者上臂远端施加中等度阻力,嘱患者重复上述动作,未能成功,记右侧肩关节后伸肌群肌力为3级。

3)肩关节外展肌群肌力评定

患者起始体位:坐位。

【主要动作肌】 三角肌中部纤维,冈上肌。

【辅助肌】 三角肌(前、后部纤维)、前锯肌。

患者处于坐位,治疗师站立于患者后侧,患者上肢自然下垂,肘关节轻度屈曲,手掌向上,嘱患者上肢向外完成外展动作,可见患者可主动进行肩关节现有活动范围内的外展,记外展肌力至少为3级;在患者上臂远端施加中等度阻力,嘱患者重复上述动作,未能成功,记右侧肩关节外展肌群肌力为3级。

4)肩关节内旋肌群肌力评定

患者起始体位:俯卧位。

【主要动作肌】 肩胛下肌、胸大肌、背阔肌、大圆肌。

【辅助肌】 三角肌(前部纤维)。

患者处于俯卧位,治疗师站立于患者右侧肢体旁,患者上臂90°外展置于床面,前臂在床边自然下垂,嘱患者前臂向后上方抬起以完成肩关节的内旋,可见患者可主动进行肩关节现有活动范围内的内旋,记内旋肌力至少为3级;在患者前臂远端施加中等度阻力,嘱患者重复上述动作,未能成功,记右侧肩关节内旋肌群肌力为3级。

5)肩关节外旋肌群肌力评定

患者起始体位:俯卧位。

【主要动作肌】 冈下肌、小圆肌。

【辅助肌】 三角肌(后部纤维)。

患者处于俯卧位,治疗师站立于患者右侧肢体旁,患者上臂90°外展置于床面,前臂在床边自然下垂,嘱患者前臂向前上方抬起以完成肩关节的外旋,可见患者可主动进行肩关节现有活动范围内的外旋,记外旋肌力至少为3级;在患者前臂远端施加中等度阻力,嘱患者重复上述动作,未能成功,记右侧肩关节外旋肌群肌力为3级。

结论:右肩关节各个方向肌群肌力均为3级。

2. 肩关节疼痛评估

患者体位:坐位。

方法:视觉模拟量表法(VAS)。

治疗师采用一条直线,画成10等份,分别代表0~10分;0分代表无痛,10分代表极痛,患者根据其感受程度,用笔在直线上画出与其疼痛强度符合的分数,重复两次,取两次平均值,得出患者VAS评分为4/10。

3. 其他临床评估 肢体围度检查,上臂围度(最粗处)左34.5cm,右35cm。

ADL:穿脱衣物、进食、洗漱、沐浴、如厕等均有受限,改良Barthel指数评分75分。

4. 评估结果 右肩关节肿胀、疼痛,VAS评定4/10;右肩关节主动前屈70°,外展85°,后伸15°,内旋10°,外旋0°。右肩周肌群肌力均3级。上臂围度(最粗处)左34.5cm,右35cm。

5. 康复目标

(1)近-中期目标:增加右肩关节活动度,增强右肩关节肌群肌力,消除残存的肿胀,软化和牵张纤维组织。

(2)远期目标:重返工作岗位或调整工作岗位。

二、康复治疗措施

1. 肌力训练 采用渐进抗阻训练方式,既要发展原动肌肌力,又要发展拮抗肌肌力,重负荷抗阻、重复次数十次为宜,每日2次。

2. 关节活动度训练 患者右肩关节主动前屈70°,外展85°,后伸15°,内旋10°,外旋0°。活动度明显受限,患者术后8周,可做辅助下右肩关节松动术,增加患者右肩关节活动度;患者取坐位,治疗师站与患者侧后方,进行盂肱关节向尾端滑动,增加右肩关节外展角度;前后向滑动,增加右肩关节屈曲和内旋活动度;后向前滑动,增加右肩关节伸展和外旋活动度;运用3/4级手法,在热疗后进行,着重于深推和按压,以牵张肩关节周围的粘连,增加右肩关节活动度,消除右肩的肿胀。每次15分钟左右,每日1~2次。

3. 患者主动运动 右肩关节进行前屈、外展、后伸、内旋、外旋的主动运动,包括摆动训练、牵张训练等。运动幅度逐渐增大,在患者耐受范围内进行,每次30分钟左右,每日数次。

4. 物理因子治疗

(1)超声波治疗:采用直接接触移动法,声头沿右肩关节回环滑行移动,剂量采用0.6W/cm²,每日或隔日一次,每次10分钟,10~15天为一个疗程,促进骨痂生长。

(2)蜡疗盘蜡法:置于右肩关节处,每次放置20~30分钟,每日1~2次,15天为一个疗程。

(3)红外线治疗:右肩局部照射,热度适中,注意防止烫伤,每次15~20分钟,每日一次。

（4）低频电治疗：电极贴于右肩肱二头肌肌腹、三角肌中部、冈上肌。剂量以患者可耐受为宜，20分钟，每日一次，防止右肩关节肌肉萎缩。

（5）局部中药熏药：采取坐位，充分暴露右肩，熏药机喷头对准右肩患处，距离右肩20～30cm，温度以患者耐受为宜，时间30分钟，避免烫伤。缓解疼痛，活血化瘀。

（张 明）

实训二　桡骨小头骨折术后康复

桡骨小头骨折是常见的肘部损伤,占全身骨折的0.8%,约有1/3患者合并关节其他部位损伤。桡骨小头骨折是关节内骨折,如果有移位,理应切开复位内固定,恢复解剖位置。桡骨小头骨折患者常常出现肘关节屈伸以及前臂旋转功能受限,严重影响患者的生活质量。掌握其科学的评定方法、判断患者功能障碍程度;通过制定合适的康复目标、选择合适的康复治疗以最大程度恢复患者的功能水平,改善生活质量。

【实训目的】

掌握肘关节 ROM 的评估方法。
熟悉桡骨小头骨折不同时期的康复措施。

【实训对象】

学生及桡骨小头骨折患者。

【实训教具与设备】

关节活动测量尺、弹力带、沙袋、功能性电刺激器、电极、超声波治疗仪、蜡疗仪、气压治疗仪、中药薰药治疗仪、治疗床等。

【实训内容】

肘关节 ROM 测量、肘关节周围肌群肌力训练、ADL 训练。

患者安某,男,27 岁,建筑工人。2 个月前在工作时不慎摔倒致左上肢受伤,当即感左肘关节处肿痛、活动受限,同日就诊于当地医院,CT 检查示:左桡骨小头骨折征象,未见明显骨质错位,被诊断为:左桡骨小头骨折,后行左臂丛麻醉下"左桡骨小头骨折切开复位内固定术"手术治疗,术后予患肢外固定,应用抗炎、活血、消肿、促进骨折愈合等药物治疗。

请根据上述患者情况进行相应的评估和制定康复治疗措施。

一、患者功能评估

1. 肘关节运动功能评估
(1)肘关节 AROM 评估

1）肘关节屈曲 AROM 测量

患者体位：坐位，上肢紧靠躯干，肘关节伸展，前臂解剖中立位。

关节角度尺摆放：

• 固定臂：与肱骨纵轴平行。

• 移动臂：与前臂纵轴平行。

• 轴心：肱骨外上髁。

治疗师嘱患者屈肘到达最大范围，此时读关节活动尺度数为90°。

2）肘关节伸展 AROM 测量

患者体位：坐位，上肢紧靠躯干，肘关节伸展，前臂解剖中立位。

关节角度尺摆放：

• 固定臂：与肱骨纵轴平行。

• 移动臂：与前臂纵轴平行。

• 轴心：肱骨外上髁。

治疗师嘱患者伸肘到达最大范围，此时读关节活动尺度数为−15°。

3）前臂旋前 AROM 测量

患者体位：坐位，上肢紧靠躯干，肩关节无屈曲、伸展、外展、内收、旋转，肘关节屈曲90°，前臂呈中立位。

关节角度尺摆放：

• 固定臂：与地面垂直（与肱骨长轴平行）。

• 移动臂：桡骨茎突与尺骨茎突的连线（掌侧面）。

• 轴心：尺骨茎突的外侧。

治疗师嘱患者前臂旋前到达最大范围，此时读关节活动尺度数为60°。

4）前臂旋后 AROM 测量

患者体位：坐位，上肢紧靠躯干，肩关节无屈曲、伸展、外展、内收、旋转，肘关节屈曲90°，前臂呈中立位。

关节角度尺摆放：

• 固定臂：与地面垂直（与肱骨长轴平行）。

• 移动臂：桡骨茎突与尺骨茎突的连线（掌侧面）。

• 轴心：尺骨茎突的内侧面。

治疗师嘱患者前臂旋后到达最大范围，此时读关节活动尺度数为40°。

结论：患者左肘关节主动屈伸活动范围 15°~90°；左前臂旋前 60°，旋后 40°；左肘关节及前臂旋转活动明显受限。

（2）肘关节周围肌群肌力评估

评估方法：徒手肌力检查。

1）肘关节屈曲肌群肌力评定

患者起始体位：坐位。

【主要动作肌】肱二头肌、肱肌、肱桡肌。

【辅助肌】其他前臂的屈肌群。

患者处于坐位，治疗师站立于患者左侧肢体旁，患者上肢自然下垂，嘱患者做屈肘动作，可见患者可主动进行肘关节现有活动范围内的屈曲，记屈肘肌力至少为 3 级；在患者前臂远端施加中等度阻力,嘱患者重复上述动作,未能成功,记左屈肘肌群肌力为3级。

2)肘关节伸展肌群肌力评定

患者起始体位:俯卧位。

【主要动作肌】肱三头肌。

【辅助肌】肘肌、前臂伸肌群。

患者处于俯卧位,肩关节外展90°,肘关节屈曲,治疗师固定其上臂,令患者尽力伸肘,可见患者可主动进行肘关节现有活动范围内的伸展,记伸肘肌力至少为3级;在患者前臂远端施加中等度阻力,嘱患者重复上述动作,未能成功,记左伸肘肌群肌力为3级。

2. 肘关节疼痛评估

患者体位:坐位。

方法:视觉模拟量表法(VAS)。

治疗师采用一条直线,画成10等份,分别代表0~10分;0分代表无痛,10分代表极痛,患者根据其感受程度,用笔在直线上画出与其疼痛强度符合的分数,重复两次,取两次平均值,得出患者VAS评分为3/10。

3. 其他临床评估 ADL:穿脱衣物、沐浴、如厕等均有受限,改良 Barthel 指数评分85分。

4. 评估结果 左肘关节疼痛,VAS评定3/10;左肘关节主动屈伸活动范围15°~90°,左前臂旋前60°,旋后40°;左屈伸肘肌群肌力均3级;日常生活活动受限。

5. 康复目标 近-中期目标:两周内增加左肘关节主动屈伸活动范围达到5°~100°,旋前达到70°,旋后达到55°,左肘关节屈伸肘肌力达到4级左右,疼痛评分下降到2分,使ADL大部分自理。

远期目标:改善左肘关节功能活动,增加肌力。实现生活自理,提高生活质量,回归家庭社会。

二、康复治疗措施

1. 关节松动技术 患者仰卧位,治疗师坐于患者患侧,被动按摩放松肌肉,对左肘的肱桡关节进行长轴牵引、分离牵引,运用3/4级手法,进行桡尺近端关节前后向滑动,扩大左肘关节、肱桡关节、桡尺近侧关节关节间隙,增加左肘关节活动范围,减轻左肘关节疼痛。

2. 肌力训练 采用渐进抗阻训练方式,既要发展原动肌肌力,又要发展拮抗肌肌力,重负荷抗阻、重复次数十次为宜,每日2次。

3. 低频电疗法 电极贴于左上肢肱三头肌肌腹、肱二头肌肌腹。剂量以患者可耐受为宜,20分钟/次,每日1次,防止左肘关节肌肉萎缩。

4. 超声波治疗 瘢痕部位,占控比50%,移动法0.8W/cm²,5分钟;软化瘢痕,缓解粘连,消炎消肿。

5. 气压治疗 正常气压,以患者自己可耐受为主,时间20分钟,促进左上肢血液循环。

6. 局部中药熏药 患者采取坐位,充分暴露左肘关节,熏药机喷头对准左肘患处,距离左肘关节20~30cm左右,温度以患者耐受为宜,时间30分钟,避免烫伤。缓解疼痛,活血化瘀。

7. **蜡疗盘蜡法** 置于左肘关节处,每次放置20~30分钟,每日1~2次,15天为一个疗程,促进左肘关节血液循环,消肿止痛。

（张　明）

实训三　手外伤康复

手外伤常为复合性损伤,涉及手部皮肤、皮下组织、肌肉、肌腱、骨、关节、神经、血管等。通常分为骨折、肌腱损伤、周围神经损伤、烧伤、断指再植等,是临床常见损伤之一,常导致手的运动和感觉功能障碍,日常生活活动能力下降等。据国内外统计手外伤占全部损伤病例的1/3以上。手外伤后常因组织缺损、伤口长期不愈合、肿胀、粘连、瘢痕挛缩、肌肉萎缩、关节僵硬等原因而造成运动和感觉功能障碍。本实训指导旨在使实训对象掌握其科学的评定方法、判断患者功能障碍程度;制定合适的康复目标、选择个性化的康复治疗措施。康复治疗以最大程度恢复患者的功能水平,改善其生活质量。

【实训目的】

掌握手外伤评估方法。
熟悉手外伤不同时期的康复措施。

【实训对象】

学生及手外伤患者。

【实训教具与设备】

捏力计、握力计、软尺、量杯、两点阈测量器、量角器、弹力球、弹力带、弹性绷带、手部支具、棉签、OT桌等。

【实训内容】

手外伤评估、手部各关节松动术、牵伸、肌力训练、手部灵巧性运动训练。

患者王某,男,25岁。主诉左腕及左手指关节活动受限3月余。患者3月余前工作中被线轴砸伤致左腕关节疼痛、活动受限,就诊于当地医院。行左腕部CT检查示:左侧腕关节及左侧尺桡关节脱位;左腕关节内多发游离骨片,左侧尺骨、桡骨远端粉碎性骨折;左侧手舟骨、月骨、三角骨、豌豆骨、大多角骨、小多角骨、头状骨、钩骨粉碎性骨折;左侧第2、3、4、5掌骨基底部骨折;先后行"左腕多处骨折脱位切开复位内固定及皮肤牵引减张术"及"左腕背侧减张伤口清创缝合术"治疗。术后给予消肿、营养神经等药物对症治疗,病情好转出院。半月前患者去除左腕关节石膏外固定,现患者左腕及左手指关节僵硬、活动受限,为求进一步治疗就诊入院,门诊以"左腕外伤术后"收入院。自发病以来患者精神饮食可,二便正常,体重无减轻。

既往体健,否认糖尿病、高血压病、冠状动脉粥样硬化性心脏病等疾病史,否认肝炎、结核等传染性疾病病史,否认手术、外伤史,否认食物、药物过敏史,否认输血及血液制品史,预防接种史不详,余系统回顾无特殊。

请根据上述患者情况进行相应的评估和制定康复治疗计划。

一、患者功能评估

1. **手外伤评估** 患者体位:坐位,患手放置于 OT 桌上。

外观评估:

(1)整体性观察

情绪、对患处的反应等:该患者情绪尚可,左手掌部背侧疼痛评分 3 分(VAS 评分)。

伤口愈合情况或感染的评估:创口愈合良好,无感染。

神经瘫痪、肌肉萎缩、或变形:左前臂肌肉较右侧萎缩。

(2)检查

患处皮温、出汗情况、肿胀程度:患者皮温略高,出汗略多,无明显肿胀。

瘢痕的绷紧度、软组织的粘连、纤维化或挛缩:患者左手掌部软组织筋膜粘连严重。

(3)关节僵硬的位置及角度:患者左手手掌伸展状,各掌指关节及指间关节屈曲活动不能,抓握不能,左腕关节背伸、掌屈,尺侧偏、桡侧偏均不能完成。

2. **关节活动度评估** 各关节主动和被动关节活动度。

包括屈曲、伸展、外展、内收、旋转各个方向活动度。

AROM:量角尺测得该患者前臂旋前 0°~20°、旋后 0°~10°。左腕关节伸 10°~0°~屈 10°。左腕关节尺侧偏、桡侧偏均不能完成。左拇指外展 0°~30°,左拇指指间关节屈伸 ROM 0°~30°,左示指掌指关节屈伸 ROM 30°~45°,左示指近端指间关节屈曲 0°~30°,左示指远端指间关节屈曲 0°~5°;左中指掌指关节屈伸 ROM 25~40°,左中指近端指间关节屈曲 0°~30°,左中指远端指间关节屈曲 0°~30°;左环指掌指关节屈伸 ROM 25°~35°,左环指近端指间关节屈曲 0°~35°,左小指远端指间关节屈曲 0°~20°;左小指掌指关节屈伸 ROM 35°~40°,左小指近端指间关节屈曲 0°~30°,左小指远端指间关节屈曲 0~15°。

3. **肌力评估**

捏力:指尖捏、指侧捏、三指捏(捏力计)。

该患者侧捏:左侧 3.5kg,右侧 18.3kg。

握力:握力计[握力指数=握力(kg)/体重(kg)×100%]。

该患者握力:左侧 3.3kg,右侧 45.6kg。

捏力正常值约为握力的 30%。

4. **感觉评估** 保护性感觉测试手对温度及痛的敏感程度。可以使用尼龙单丝压力测试、触觉(应用棉签)、两点分辨(两点阈测量器)进行评定。感觉评估亦包括:震颤的感觉、关节的位置感、实体辨别等。

该患者经评估得患者左手本体感觉正常、轻触觉减退、痛觉敏感。

5. **肿胀评估** 软尺或排水法(量杯)量度。

手指粗细的测量可采用手指周径的测量方法,应取周径变化最明显的地方,用软尺测量该患者无明显肿胀。手背部可见三条纵行瘢痕,最长约 5cm。左前臂肌肉较右侧萎缩,鹰嘴下

10cm 周径左侧 20cm,右侧 25cm,鹰嘴下 15cm 周径左侧 18cm,右侧 21.5cm。

6. 神经检查(配合肌电图和超声诊断) 肌电图示:①左正中神经、左尺神经、左桡神经 CMAP 波幅下降,左正中神经 SNAP 未见肯定波形,左桡神经 SNAP 波幅下降;②左拇短展肌、左小指展肌、左第一骨间肌示神经源性损害。

7. 评定结果

(1)该患者左手腕和手指各关节活动受限、灵活性受限。

(2)左手腕周广泛瘢痕组织。

(3)左正中神经、尺神经、桡神经功能受损。

(4)手腕和手指肌肉力量下降。

(5)手部感觉减退。

二、康复治疗措施

1. 防治水肿

(1)抬高患肢:使其高于心脏平面,同时将手固定在功能位。

(2)向心性按摩:如皮肤条件许可,可在伤肢抬高位作向心性按摩。

(3)主动和被动活动:包括肩、肘关节的全范围活动。将抬高患肢与主动活动结合。

(4)压力治疗:注意指蹼与手套紧贴。每日脱下不超过 1 小时。亦可用弹性细绳,由远端向近端缠绕。

(5)理疗:冷疗、蜡疗、电疗等。

2. 预防瘢痕 针对该患者手腕处瘢痕组织,治疗方法:

(1)按摩伤口:愈合之后,根据瘢痕的位置选择使用指腹或者鱼际压住瘢痕,力量以瘢痕泛白为度,最好不要出现疼痛,按照“米”字进行按摩。需要注意的是按摩之前应在治疗师手上涂抹按摩精油或者护手霜。

(2)压力治疗:可用成品或定制的压力手套。

(3)牵伸:针对患者瘢痕位置做纵向的牵伸训练。

(4)物理因子治疗:推荐使用超声波治疗,1MHz、0.5W/cm^2,占空比 80%,15 分钟,每日 1 次。

(5)早期可以使用硅酮瘢痕贴,可以增加皮肤的水合作用,降低毛细血管的活性,减少胶原沉积和局部充血,从而使瘢痕柔软、平整,建议每日使用 12 小时。

3. 针对周围神经功能受损的康复 该患者处于恢复期,重点是促进神经再生、保持肌肉质量、增强肌力和促进感觉功能恢复,防止肢体发生挛缩畸形,最大限度地恢复其功能,改善患者的日常生活和工作能力,提高患者的生活质量。利用理疗和运动疗法,具体措施:①理疗促进神经再生;②神经肌肉电刺激疗法;③运动疗法;④作业治疗;⑤感觉训练;⑥矫形器的应用;⑦安全宣教。

4. 针对各关节 ROM 受限的治疗

(1)进行手腕各关节、手指各关节的关节松动治疗;

(2)针对手腕和手指关节受限进行挛缩、粘连组织的牵伸训练,该患者需要持续牵伸训练(牵伸训练后需要常规冰敷)。

5. 增强手腕和手部力量的治疗 可以利用橡皮泥、弹力带等进行抗阻训练。

6. 增强手部灵活性的治疗 进行作业治疗,从较大抓握到精细抓握放开的训练,比如从可以接受的抛接球到写字、绘画等。

（胡文清）

实训四 屈肌腱损伤康复

手功能是建立在屈肌、伸肌和内在肌的生物力学平衡基础上的,任何一条肌腱损伤都会影响这种平衡。指屈肌腱功能是屈指。包括浅层屈肌和深层屈肌。浅层包括桡侧腕屈肌、尺侧腕屈肌和掌长肌。中间层包括指浅屈肌的 4 条肌腱,分别起于各自肌腹,止于中节指骨,因而可以单独屈曲每个手指,屈近端指间(PIP)关节。深层包括指深屈肌和拇长屈肌。每条指深屈肌腱起于一个共同的肌腹,止于末节指骨,可屈远端指间(DIP)关节。手外伤屈肌腱不同分区损伤的患者屈指功能受损情况各异,需通过制定合适的康复目标、选择合适的康复治疗以最大程度恢复患者手的功能水平,改善生活质量。

【实训目的】

掌握指屈肌腱损伤评估方法。

熟悉指屈肌腱损伤的康复治疗。

【实训对象】

学生及指屈肌腱损伤患者。

【实训教具与设备】

量角器、前臂背侧矫形器、超声波等。

【实训内容】

Litter 法评估,手指总主动活动范围测量法(TAM),屈肌腱损伤的临床判断,屈指肌腱修复术后 3~6 周的康复治疗措施。

患者王某,男,28 岁。主诉"右手拇指、示指活动困难 3 周"。患者于 3 周前与人发生冲突导致右手拇指、示指被破裂酒瓶割伤,于当地医院进行手部屈肌腱断裂缝合术。现术后 3 周,患者遗留右手拇指、示指及右手掌局部肿胀,拇示指活动困难,右手不能握持匙、筷进食,右手洗漱、穿衣困难。体格检查:体温 36.0℃,脉搏 80 次/分,呼吸 25 分/次,血压 115/80mmHg,发育正常,营养中等,神志清楚,精神状态一般,主动体位,全身皮肤无黄染、皮疹、皮下出血,心脏查体未见异常,双肺呼吸音清,未闻及啰音,腹软,腹部无压痛及反跳痛,肠鸣音 4 次/分,四肢无水肿。

请根据上述患者情况进行相应的评估和制定康复治疗措施。

一、患者功能评估

1. **拇指肌腱损伤评定** 具体方法参考《康复评定学》"手功能评定"。

（1）拇指掌指关节（MP）屈曲度测量为40°（掌指关节正常屈曲60°，功能位为屈曲20°）。

（2）拇指掌指关节（MP）内收测量：以拇指内收时指间达小指掌骨头的距离，测量为4cm。

（3）拇指掌指关节（MP）对掌测量：拇指指间关节横纹与中指掌指交界横纹的距离为4cm（正常为8cm）。

（4）拇指掌指关节（MP）桡侧外展测量：测量为20°（正常为0~40°）。

（5）拇指指间关节（IP）屈曲50°（正常可屈曲80°，功能位为屈曲20°）。

2. **示指肌腱损伤评定** 正常值：MP 90°，PIP 80°~90°，DIP 70°~90°，正常示指总活动度为80°+110°+70°=260°。

（1）主动屈曲患侧示指，测量掌指关节（MP）50°。

（2）近端指间关节（PIP）45°。

（3）远端指间关节（DIP）55°。

（4）活动范围的总和：50°+45°+55°=150°。

3. **握力评定** 右手握力（柱状握力计）测量为5kg。

4. **捏力测量** 机械捏力计测量或电子捏力计测量（捏力正常值为拇指-示指指尖捏：5.3kg，拇指-示指-中指三指捏：7.9kg，拇指-示指侧捏：7.5kg）。

（1）拇指-示指指尖捏：0.7kg。

（2）拇指-示指-中指三指捏：1.1kg。

（3）拇指-示指侧捏：1.3kg。

5. **灵巧度测量** 拇指-示指进行9孔插板试验测试不能完成。

6. **手整体功能评分** Carroll上肢功能试验测试（具体评定方法参考《康复评定学》"手功能评定"）。

测试结果：

抓握：6分；握：6分；捏：27分；放置：3分；旋前旋后：17分。

总分：59分（51~75分：功能Ⅲ级，差）。

UEFT评定标准为：右手整体功能差。

二、康复治疗措施

康复目标：增加肌腱滑动性，减少粘连形成，控制水肿和瘢痕；增加受累手指的主动屈曲度。

1. **术后第一阶段（0~2周）**

（1）患者非训练时右手佩戴静态背侧型前臂夹板。训练以右手拇指、示指被动屈曲、主动伸直练习为主，每小时至少完成5个屈伸动作。之后，治疗师为患指完成拇指MP、IP关节的被动屈伸练习。

（2）右手拇指掌指关节及指间关节单独屈曲，辅助屈伸腕关节5次。

（3）右手拇指指间关节处于屈曲位，充分被动屈拇指的掌指关节，接着主动伸掌指关节，共 5~10 次。

2. 术后第二阶段(3~6 周)

(1)调节前臂背侧矫形器,腕关节伸至中立位,掌指关节背伸 30°~ 45°。

(2)右手拇指、示指主动完成轻微指屈练习逐步强化主动屈伸练习。

(3)治疗师用拇示指捏住患者拇指及示指的近节手指,保持掌指关节在伸直位,让患者做主动屈指活动。

(4)滑动练习

1)维持拇指 MP 关节伸直位,固定拇指近端指节,嘱患者主动屈曲拇指远端指节。

2)维持示指 MP、PIP 关节伸直位,固定示指 PIP 关节,嘱患者主动屈曲示指远端指节。

3)固定示指掌指关节,患者保持 DIP 关节伸直位,主动屈曲示指 PIP 关节。

4)保持示指 DIP 及 PIP 关节伸直位,主动屈曲示指 MP 关节。

5)握拳练习:治疗师被动屈曲患者的右手拇指及其余四指的 MP、PIP 和 DIP 关节,使指浅屈肌腱和指深屈肌腱产生最大滑动。

3. 术后第三阶段(6~8 周)

(1)患者主动腱固定活动,右手主动尽最大力量握复合拳、直拳、勾拳。

(2)鼓励患者用患侧手做轻微的活动,包括基本的日常活动(ADL)和桌面上活动。抵抗性活动包括捏、提、推、拉。用患侧手做饭、搬运物品以及击球运动。

4. 手指肌力练习

(1)橡皮泥练习

骨间肌肌力训练:右手拇指及其余四指插入治疗泥中进行外展、内收运动。

蚓状肌和鱼际肌肌力训练:用右手手指将橡皮泥捏成圆锥体。

手外肌肌力训练:将右手手指插入治疗泥中进行屈指、伸指运动。

(2)变形球:利用变形球可做全握拳、勾拳、侧捏、三指捏、对掌等活动,训练时稳定腕关节。

(3)弹力治疗带:将弹力带套在右手拇指及第 2~5 指中节指骨上,做屈曲近端指间关节运动,做拇指与其余示指对抗伸展,左手拉住弹力带另一端并给予适当相反的力。

(石丽宏)

实训五　胫骨平台骨折内固定术后康复

　　胫骨平台骨折是膝关节最常见的骨折之一。通常是由于膝关节遭受撞击或高处坠落等高能量损伤导致,而对于老年患者,摔倒等低能量损伤也可导致胫骨平台骨折。由于胫骨平台骨折是典型的关节内骨折且累及负重关节面,常需要进行骨折内固定手术治疗。此外,胫骨平台骨折常伴有关节软骨、膝关节韧带或半月板的损伤,处理不当可造成膝关节畸形、力线不稳定问题,甚至导致关节功能的障碍。对于胫骨平台骨折患者,通过详细的康复评定,判断患者功能障碍的程度,制定合理的康复目标、选择合适的康复治疗方案,以最大程度促进骨折的愈合及功能障碍的恢复,从而提升患者工作能力及日常生活质量。

【实训目的】

　　掌握膝关节活动度的测量。

　　掌握股四头肌、腘绳肌肌力测定方法。

　　熟悉胫骨平台骨折内固定术后不同时期的康复措施。

【实训对象】

　　学生及胫骨平台骨折患者。

【实训教具与设备】

　　治疗床、VAS 疼痛评估表、Hohl 膝关节功能评定量表、Merchan 膝关节功能评定量表、皮尺、下肢 CPM 治疗仪、治疗弹力带、沙袋、轮椅、膝关节矫形器等。

【实训内容】

　　膝关节活动度测量,股四头肌、腘绳肌肌力评定、膝关节 CPM 治疗、主动关节活动度练习、矫形器制作。

　　患者赵某,男,42 岁。主诉:右膝关节车祸外伤 1 月余。患者于 1 个月前被车撞伤右膝关节,随即出现右膝剧烈疼痛、肿胀、关节活动受限,急诊入当地医院就诊,行右膝关节平片检查提示:右膝胫骨骨折,遂至骨科住院,行右膝关节 CT+三维重建提示:右膝胫骨平台骨折(AO分型:C2),行右膝骨折内固定手术治疗,术后予以药物甘露醇消肿脱水、头孢呋辛抗感染、氯诺西康抗炎止痛等治疗。术后 2 周患者伤口愈合已拆线,但右膝关节功能障碍明显。现患者为求系统康复治疗,转入我科进一步治疗。患者自患病以来,精神、睡眠一般,食纳欠佳,大小便正常,体力下降,体重无明显改变。

体格检查:体温 36.4℃,脉搏 68 次/分,呼吸 18 分/次,血压 128/75mmHg,发育正常,营养中等,神志清楚,精神状态一般,自主体位,全身皮肤无黄染、皮疹、皮下出血,心脏查体未见异常,腹式呼吸,呼吸浅促,双肺呼吸音粗,未闻及胸膜摩擦音,腹部膨隆,腹软,腹部无压痛及反跳痛,肠鸣音 3 次/分。右膝关节可见一长约 10cm 陈旧性手术瘢痕,膝关节肿胀,关节活动受限明显。

请根据患者情况,进行相应的康复评定,并制定康复治疗计划。

一、患者功能评定

1. 下肢长度及周径测量 患者仰卧位,标记髂前上棘及内踝最高点,采用皮尺测量两点之间的直线距离,即为下肢长度。取髌骨上、下方各 10cm 处,用皮尺环绕肢体已确定的部位一周,测量大腿及小腿周径。注意同时测量健侧及患侧,并进行对比。下肢长度:左:138.5cm,右:139.4cm。下肢周径:髌上:左 38cm,右 41cm;髌下:左 33cm,右 39cm。

2. 膝关节活动度测量 采用量角器法对双侧膝关节活动度进行测量。患者取俯卧位,充分暴露双膝关节,将量角器轴心对准腓骨小头中心,将量角器固定臂置于与股骨纵轴平行位置,将移动臂置于与胫骨纵轴平行位置。嘱患者尽力做屈伸动作,记录双膝主动活动度;在治疗师的帮助下,完成最大程度屈伸动作,记录被动状态下双膝活动度。患者左膝关节活动度正常(屈:145°~148°,伸 0°~3°)。右膝主动被动活动度降低(主动屈:27°~30°,主动伸 7°~10°;被动屈 40°~43°,被动伸 4°~7°)。

3. 下肢肌力评定 采用徒手肌力评定法(MMT),检查股四头肌、腘绳肌肌力。

(1)股四头肌肌力评定:嘱患者仰卧位,治疗师站于患者右侧体旁。嘱患者左下肢屈髋屈膝,然后完成伸膝动作,可完成。治疗师再向患者左小腿下端前缘施加较轻阻力,嘱患者伸膝,患者左小腿可抗较轻阻力完成伸膝动作。治疗师再施加较重阻力,患者可抗较重阻力完成伸膝动作。故患者左下肢股四头肌肌力 5 级。随后依上述法测定右下肢股四头肌肌力,患者可主动完成伸膝动作,但不能抗轻阻力完成伸膝动作。故患者右下肢股四头肌肌力 3 级。

(2)腘绳肌肌力评定:嘱患者俯卧位,治疗师站于患者右侧体旁,嘱患者做左下肢屈膝动作,可完成。治疗师在左小腿后侧下端施加较轻阻力,嘱患者做屈膝动作,患者左小腿可抗轻阻力屈膝。治疗师再施加较重阻力,不能成功。故左侧腘绳肌肌力 4 级。嘱患者做右下肢屈膝动作,不能完成。嘱患者左侧卧位,治疗师左手托住患者右膝关节,右手托住右下肢,嘱患者屈膝,可见左小腿向后活动。故患者右下肢腘绳肌肌力 2 级。

4. 膝关节功能评定 采用 Hohl 膝关节功能评定,评定量表详见表 5-1;Merchan 膝关节功能评定,评定量表详见表 5-2。

(1)Hohl 膝关节功能评定:关节活动范围小于 50°,故膝关节功能评级差。

(2)Merchan 膝关节功能评定:膝关节伸至小于 40°,屈小于 90°,经常疼痛,严重行走障碍,故右膝关节关节功能评级差。

表 5-1 Hohl 膝关节功能评定

评级	评级标准
优	关节活动范围大于 120°,伸直受限 0°,内外翻小于 5°,行走无疼痛
良	关节活动范围小于 90°,伸直受限大于 0°,内外翻大于 5°,活动有轻微疼痛

续表

评级	评级标准
中	关节活动范围小于 75°,伸直受限大于 10°,活动时有疼痛
差	关节活动范围小于 50°

表 5-2 Merchan 膝关节功能评定标准

评级	评级标准
优	膝关节可伸至 15°,屈至 130°,无疼痛,无行走障碍
良	膝关节可伸至 30°,屈至 120°,偶有疼痛,轻度行走障碍
中	膝关节可伸至 40°,屈至 90°~119°,活动时疼痛,中度行走障碍
差	膝关节可伸至 40°,屈小于 90°,经常疼痛,严重行走障碍

5. **骨折愈合情况评定** 右膝关节术后 2 周平片阅片示:右胫骨平台骨折,呈骨折内固定术后改变。内固定位置良好,骨折对位、对线可,骨折线明显,骨质信号正常,未见明显骨质疏松及骨质破坏征象。膝关节周围软组织肿胀影。

6. **疼痛评定** VAS 评分 3~4 分。

7. **日常生活能力评定** 采用改良 Barthel 指数进行评定。进食 10 分、洗澡 0 分、修饰 5 分、穿衣 5 分、控制大便 10 分、控制小便 10 分、如厕 0 分、床椅转移 10 分、行走 0 分、上下楼梯 0 分,总分 50 分。日常生活活动能力中度障碍。

8. **神经功能评定** 左下肢皮肤感觉正常,肌张力正常,膝反射、踝反射正常,病理征阴性。右下肢皮肤感觉正常,肌张力正常,踝反射正常,病理征阴性。

二、康复治疗措施

1. **一般治疗** 抬高患肢,以利于肢体肿胀消退;功能锻炼:双侧足趾及踝关节主动屈伸运动,预防下肢深静脉血栓形成;配合行红外线、冷疗、空气压力波等物理治疗。

2. **肌力训练** 练习膝关节周围肌肉,主要是股四头肌、腘绳肌、胫前肌、小腿三头肌肌肉力量。

(1)股四头肌、腘绳肌等长收缩练习,保持肌肉张力,每次收缩持续 5 秒钟,无痛时适当增加用力程度,每组练习 20 次。

(2)直腿抬高练习,遵循从被动到主动的原则,逐渐将腿抬高至最高点,停留 10~15 秒缓慢放下,每组练习 10~15 次。

3. **关节活动度训练**

(1)主动屈伸活动度训练:患者俯卧位,右膝关节尽量屈曲,左肢踝交叉放在右肢踝前方,左足将右足轻轻地向后拉靠近臀部;如难以完成上述动作,可由治疗师辅以屈膝的推压,坚持循序渐进的原则。伸展练习:仰卧,伸直左下肢,屈右髋,双手环抱于右大腿后方,缓慢伸膝使足指向天花板。4~10 次/组。

(2)被动屈伸活动度训练:将右下肢置于 CPM 治疗仪,调整 CPM 长度,使膝关节正对 CPM 旋转轴心,固定患肢。从屈 30°,伸 10°开始,角度逐渐加大,以患者能耐受伤口疼痛为标准,每个屈伸动作约 45 秒,1 小时/次。

4. 髌骨松动 由治疗师对患者进行髌骨松动,从髌骨上下左右各方向推动髌骨,以维持髌骨活动度,防止伸膝装置挛缩、粘连。30 分钟/次。

5. 行走训练 可在双拐帮助下进行患肢不负重行走,逐步过渡为减重行走直至负重行走。

6. 上下楼梯训练 可在双拐帮助下进行患肢不负重的上下楼梯训练。

7. 作业训练 指导患者进行上下床、轮椅使用练习,以及在双拐、轮椅帮助下行走、上下楼梯、如厕等日常生活练习。

8. 辅助器具使用练习 应用膝关节矫形器等防止关节挛缩,应用功能位矫形器使关节处于功能位,能更容易发挥功能。

（王　刚）

实训六　踝关节骨折术后康复

　　足在结构和功能上是为了完成下肢行走而形成的有机整体,为了有效地转移重力必须保持其功能正常。肌肉的无力、关节活动的丧失、骨的不正常对线和软组织损害均会产生步态异常。足部复杂的解剖结构,使它在遭受不同方向的外力时,会产生特有类型的损伤。通过制定合适的康复目标、选择合适的康复治疗以尽最大程度发挥患者的功能水平,改善踝足站立步行功能。

【实训目的】

　　掌握踝关节评估方法。
　　熟悉踝关节术后不同时期的康复措施。

【实训对象】

　　学生及踝关节骨折患者。

【实训教具与设备】

　　软尺、量角器、叩诊锤、治疗床、腋拐、毛巾、足球、冰敷袋、中频脉冲电刺激仪、本体感觉平板、振动平板、治疗阶梯、踏步机、泡沫滚筒等。

【实训内容】

　　下肢长度、周径的测量,肌力评定,足踝关节活动度评定、步态分析、平衡功能评定。
　　患者吴某,女,52岁。主诉"左踝活动受限3周"。患者于3周前因下楼梯时站立不稳跌倒,致左踝肿胀、剧烈疼痛,活动困难。120急救车送往当地医院,行左踝X线检查示:左踝腓骨骨折。骨科行麻醉下行腓骨远端对位克氏针内固定术。术后2周,现患者遗留左踝关节肿胀、疼痛,活动困难,不能站立行走。今为改善左下肢功能,恢复行走能力而收入康复科。查体:全身表浅淋巴结无肿大,头颅端正,毛发分布均匀,颜面不肿,巩膜无黄染,双侧瞳孔等大等圆,对光反应灵敏,鼻通气畅,外耳道无分泌物,双侧乳突无压痛,唇无发绀,咽部不红,扁桃体无肿大。颈软无抵抗,甲状腺无肿大,气管居中。骨性胸廓对称,两肺叩诊呈清音。双肺呼吸动度均匀一致,双肺呼吸音清,未闻及干湿性啰音。心界不大,心率76次/分,律齐,各瓣膜区未闻及病理性杂音。腹部平坦,无胃肠型及蠕动波,肝脾不大,肝肾区无叩痛,腹肌柔软、全腹部未触及异常包块,无压痛反跳痛,移动性浊音阴性,肠鸣音正常。肛门及外生殖器未查,脊柱生理弯曲存在无畸形,各棘突无压痛,直接、间接叩痛阴性。四肢见专科情况。生理反射存在,病理反射未引出。

请根据上述患者情况进行相应的评估和制定术后各期康复治疗方案。

一、患者功能评估

1. **双侧下肢肢体长度及周径测量** 患者体位:仰卧位。

(1)肢体长度的测量:治疗师用皮尺分别测量双侧下肢长度,由髂前上棘通过髌骨中点至内踝(最高点)的距离,记录长度为:右侧下肢长度86cm,左侧下肢长度86cm,双侧下肢长度一致。

(2)肢体周径的测量:治疗师用皮尺分别测量双侧踝关节周径,测量时用皮尺环绕内踝高点一周,记取肢体周径的长度。记录长度为:右侧踝关节周径25cm,左侧踝关节周径27.5cm,患肢与健肢同时测量进行对比,左侧踝关节周径与健侧对比增加2.5cm,关节肿胀明显。

2. **肌力评定** 踝关节背屈与内翻:胫骨前肌肌群检查。

患者体位:坐位或仰卧位。

治疗师将患者足跟置于床面,一手握小腿后侧,令其完成背屈及内翻。另一手在足内侧及背部施加阻力,足趾不得用力。患者完成踝背屈及内翻的全关节活动范围运动不充分,肌力评为2级。

因患者不能完成足内翻及足外翻动作,故胫骨后肌肌群及腓骨长肌、腓骨短肌肌群肌力无法测量。

3. **关节活动度评定** 患者体位:坐位,膝关节屈曲90°,踝关节无内翻及外翻。

治疗师以量角器测量踝关节的主、被动关节活动范围。

背屈角度:关节角度尺固定臂置于腓骨小头与外踝连线,移动臂置于第五跖骨长轴,轴心固定于第五跖骨与小腿纵轴延长线在足底的交点(外踝下方大约1.5cm处)。足尖从中立位向靠近小腿的方向运动,左手固定小腿远端,右手托着足底向上推。

测量左踝关节背屈角度为5°,右踝关节背屈角度为20°。

跖屈角度:患者体位、关节角度尺摆放方法与背屈测量方法相同。治疗师一手固定小腿远端,防止膝关节、髋关节出现代偿动作,另一手向下方正直按压患者的足背使其趾屈,但不得对足趾产生压力和出现内翻、外翻。

测量左踝关节跖屈角度为15°,右踝关节跖屈角度为45°。

内翻角度:关节角度尺固定臂与小腿纵轴一致,移动臂与足底面横轴一致。轴心位于两臂交点。治疗师一手固定患者小腿远端,防止膝关节、髋关节的运动,另一手做踝关节的外旋、内收、趾屈的复合运动。

测量左踝关节内翻角度为0°,右踝关节内翻角度为35°。

外翻角度:关节角度尺固定臂与小腿纵轴一致,移动臂与足底面横轴一致。轴心位于两臂交点。治疗师一手固定患者小腿远端,防止膝关节、髋关节的运动,另一手做踝关节的内旋、外展、背屈的复合运动。

测量左踝关节外翻角度为0°,右踝关节外翻角度为15°。

4. **步态分析** 评估步行、负重等功能。可用 Hoffer 步行能力分级、Holden 的功能步行分类。患者因踝关节肿胀、疼痛,不能保持站立及步行,步态功能评定无法完成。

5. **疼痛评定** 通常采用 VAS 法评定疼痛的程度。

治疗师采用视觉模拟量表法(VAS)量表,要求患者根据其感受程度,用笔在直线上画出与其疼痛强度相符合的点,从无痛端至记号之间的距离即为疼痛评分分数。重复 2 次,取平均值。患者第一次评分为 70 分,第二次为 60 分,取其平均值为 65 分。

二、康 复 治 疗

1. Ⅰ期(0~2周)

(1)控制水肿、疼痛,患肢抬高、冰敷、电刺激治疗。

(2)术后1~3天,开始主动关节活动度训练,包括髋、膝、跖趾关节和趾间关节的屈伸练习。

(3)下肢进行各平面各方向的直腿抬高训练,俯卧位后伸、侧卧位外展、仰卧位前屈、内收或外展。

(4)双侧腋拐保护下无负重的步态练习。

2. Ⅱ期(2~4周)

(1)内固定稳定者,去除石膏。

(2)进行踝关节的被动和主动关节活动度训练。包括踝关节的屈、伸、内、外翻和旋转。

(3)继续下肢直腿抬高和股四头肌肌力训练

3. Ⅲ期(4~8周)

(1)踝关节全范围活动度练习。

(2)踝关节渐进性可耐受负重练习。

(3)下肢肌力训练:髋膝关节开链模式下抗阻训练,保护下的小角度压球下蹲;踝周围肌群:外翻肌、内翻肌、背伸肌和跖屈肌等长练习和渐进性抗阻练习;足内在肌:脚趾毛巾抓握、拈石头等练习。

(4)下肢柔韧性维持训练,治疗师手法腓肠肌和比目鱼肌的牵伸。

(5)平衡训练:振动平板、本体感觉平板,平衡系统上主动训练。

(6)冰敷。

4. Ⅳ期(8~12周)

(1)踝关节和下肢肌力强化练习。

(2)保护下完全下蹲,充分恢复踝关节背伸活动度和跟腱柔韧度。

(3)提踵练习和上下台阶练习。

(4)在本体感觉平板、振动平板、泡沫滚筒上单足站立;在外加干扰或其他模式的动态稳定性练习/多任务练习,抛球练习。

(5)肌耐力训练:治疗阶梯训练,踏步机训练。

5. Ⅴ期(12周以后)

(1)肌力训练:增加运动量、阻力和强度。

(2)耐力训练:跳绳双足跳,交替跳,然后单足跳。

(3)本体感觉训练:平面上单足站(由稳定到最不稳定);加入外界干扰或其他的动态稳定性练习/多任务练习,抛球、接球、走、慢跑,在速度和干扰强度变化下进行。

(4)功能性活动恢复训练:单双足跳跃、连续跳、定点跳。

(石丽宏)

实训七　颈椎脊髓损伤康复

脊髓损伤(spinal cord injury, SCI)是由于脊髓受到外伤等因素的作用,引起受损平面或以下的运动、感觉和自主神经功能障碍及膀胱功能受损、性功能和其他生理功能障碍,甚至威胁患者生命。颈段脊髓损伤是由于颈段脊髓受到损伤,主要造成四肢运动及感觉功能障碍为主的四肢瘫,严重影响患者的生活质量。通过掌握其科学的评定方法、判断患者功能障碍程度;通过制定合适的康复目标、选择合适的康复治疗方案以尽最大程度恢复患者的功能水平,改善生活质量。

【实训目的】

掌握 ASIA 评估方法;

熟悉颈段 SCI 不同时期的康复措施。

【实训对象】

学生及颈髓损伤患者。

【实训教具与设备】

ASIA 量表、棉签、回形针、手套、叩诊锤、石蜡油、弹力带、沙袋、功能性电刺激器、电极、治疗床、腰围、踝足矫形器等。

【实训内容】

ASIA 评估、上肢肌力训练、坐位平衡训练、体位转移技术、矫形器制作。

患者李某,女,28 岁。主诉四肢乏力 2 月余。患者于 2 个月前不慎从楼梯摔下致颈痛及四肢进行性乏力入当地医院,后因出现发热、胸闷、气促、双下肢瘫痪转入上级医院,行全脊髓 MRI 检查提示:①C$_{3-5}$椎体骨折,骨折片压迫颈髓;②双侧少量胸腔积液。考虑颈自发性椎管内硬膜外血肿。遂予呼吸机辅助呼吸、抗感染、营养神经等治疗后患者病情逐渐平稳,但仍遗留双上肢乏力、双下肢瘫痪等不适,为进一步康复治疗入院就诊。患者自患病以来,精神差,体力,睡眠情况一般。体格检查:体温 36.0℃,脉搏 80 次/分,呼吸 25 分/次,血压 115/80mmHg,发育正常,营养中等,神志清楚,精神状态一般,被动体位,全身皮肤无黄染、皮疹、皮下出血,心脏查体未见异常,胸式呼吸,呼吸浅促,双肺呼吸音粗,未闻及胸膜摩擦音,腹部膨隆,腹软,腹部无压痛及反跳痛,肠鸣音 3 次/分,双下肢稍水肿。

请根据上述患者情况进行相应的评估和制定康复治疗措施。

一、患者功能评估

1. ASIA 运动功能评估

患者体位:仰卧位。

C_5 屈肘肌群检查:治疗师置于患者右侧体旁,将患者右侧上肢置于中立位,前臂旋后,治疗师一手支撑腕关节,嘱患者进行主动屈肘,可见患者可主动进行关节全范围屈肘;随后治疗师一手置于患者肩关节处,一手握住患者右侧腕关节处,将患者肘关节屈曲90°,同时治疗师在腕关节处提供阻力,嘱患者抗阻维持肘关节屈曲90°状态,未能成功,记右侧 C_5 屈肘肌群肌力为3级;重复上述操作可见左侧 C_5 屈肘肌群肌力亦为3级。

C_6 伸腕肌群检查:治疗师置于患侧右侧体旁,将患者右侧上肢置于中立位,前臂旋前,腕关节完全屈曲,治疗师一手固定前臂远端嘱患者进行主动伸腕,未能成功;随后治疗师将患者右前臂置于中立位,嘱患者进行伸腕动作,可见患者可主动进行关节全范围伸腕,记右侧 C_6 伸腕肌群肌力为2级;重复上述操作可见左侧 C_6 伸腕肌群肌力亦为2级。

C_7 伸肘肌群检查:治疗师置于患者右侧体旁,将患者右侧肩关节前屈90°,肘关节完全屈曲,治疗师一手握住患者肱骨远端,嘱患者进行主动伸肘,未能成功;随后治疗师将患者右前臂置于患者腹部,肘关节完全屈曲,前臂、腕关节处于中立位,治疗师一手固定肱骨远端,嘱患者进行伸肘动作,可见患者可主动进行关节全范围伸肘,记右侧 C_7 伸肘肌群肌力为2级;重复上述操作可见左侧 C_7 伸肘肌群肌力亦为2级。

C_8 指屈肌群检查:治疗师置于患者右侧体旁,将患者右侧上肢置于中立位,前臂旋后,治疗师一手固定右侧中指掌指关节和近端指间关节,嘱患者中指远端指间关节进行主动屈曲,未能成功;随后治疗师一手固定腕关节使前臂和腕关节处于中立位、指间关节伸直位,一手触诊指屈肌腱,嘱患者进行屈指,未能触及肌肉收缩,记右侧 C_8 指屈肌群肌力为0级;重复上述操作可见左侧 C_8 屈指肌群肌力亦为0级。

T_1 小指外展肌群检查:治疗师置于患者右侧体旁,将患者右侧上肢置于中立位,前臂旋前,治疗师一手固定右侧腕掌关节,嘱患者右侧小指进行主动外展,未能成功;随后体位同前,治疗师另一手置于小指外展肌群处,嘱患者进行小指主动外展,亦未能触摸到肌肉收缩,记右侧 T_1 小指外展肌群肌力为0级;重复上述操作可见左侧 T_1 小指外展肌群肌力为0级。

依次检查下肢5对关键肌均未见肌肉收缩,因此左右下肢 L_2、L_3、L_4、L_5 和 S_1 关键肌肌力均为0级。

2. ASIA 感觉功能评估

患者体位:仰卧位。

C_2 感觉检查:

轻触觉检查:治疗师置于患者体旁,嘱患者闭眼,治疗师用棉签轻碰患者面部,随后治疗师用棉签轻碰右侧枕骨粗隆处,询问患者是否有感觉,并嘱患者两处轻触觉进行比较,患者诉两者感觉一致,记右侧 C_2 轻触觉为2分;重复上述操作可见左侧 C_2 轻触觉为2分。

针刺觉检查:治疗师置于患者体旁,嘱患者闭眼,治疗师用回形针尖端和钝头端分别轻碰患者面部,区分针刺觉;随后治疗师用回形针两端分别轻碰右侧枕骨粗隆处,询问患者是否能辨别出针刺觉,并嘱患者与面部针刺觉进行比较,患者可分辨出针刺觉并诉两部位感觉一致,

记右侧 C_2 针刺觉为 2 分;重复上述操作可见左侧 C_2 针刺觉为 2 分。

C_3 感觉检查:治疗师重复 C_2 操作步骤在双侧锁骨中线,锁骨上窝处进行轻触觉和针刺觉检查,结果示双侧轻触觉和针刺觉为 2 分。

C_4 感觉检查:治疗师重复 C_2 操作步骤在双侧肩锁关节处进行轻触觉和针刺觉检查,结果示双侧轻触觉和针刺觉为 2 分。

C_5 感觉检查:治疗师重复 C_2 操作步骤在双侧肘窝外侧进行轻触觉和针刺觉检查,结果示双侧轻触觉和针刺觉为 2 分。

C_6 感觉检查:治疗师重复 C_2 操作步骤在右侧拇指近节指骨背侧表面进行轻触觉检查,患者诉手轻触觉较面部感觉减弱,记右侧 C_6 轻触觉 1 分;重复上述操作进行左侧轻触觉检查,患者未有感觉,记左侧轻触觉 0 分。重复 C_2 针刺觉检查操作步骤进行 C_6 针刺觉检查,患者诉右侧针刺觉较面部感觉减弱,记右侧 C_6 针刺觉 1 分,重复上述操作进行左侧针刺觉检查,患者未能区分针刺觉,记左侧针刺觉 0 分。

C_7 感觉检查:治疗师重复 C_2 操作步骤在双侧中指近节指骨背侧表面进行轻触觉和针刺觉检查,患者均未有感觉,结果示双侧轻触觉和针刺觉为 0 分。

依次检查 C_8 至 S_3 轻触觉和针刺觉,患者均未有感觉,因此 C_8 以下平面轻触觉和针刺觉得分为 0 分。

3. 肛周运动功能及感觉检查 治疗师手戴手套,将示指放入患者肛门,嘱患者进行肛门收缩,治疗师未能触及肛门自主收缩;治疗师用示指向直肠各个方向触压,患者未有感觉;用棉签和回形针进行肛周感觉检查,轻触觉与针刺觉均为 0 分。

4. 评估结果

神经平面:根据上述检查结果,此患者的感觉及运动平面双侧均为 C_5,运动评分 14 分,感觉评分 34 分。

完全性/不完全性:由于肛周未有运动或感觉功能,此患者属于完全性损伤。

残损分级:此患者残损分级为 A 级。

部分保留带:两侧运动保留是 C_7 节段,右侧感觉保留带是 C_6,左侧是 C_5。

5. 其他临床评估

肌张力检查:肌张力未见增高。

关节活动度检查:关节活动度未见明显异常。

二、康复治疗措施

1. 预防并发症治疗 ①教导患者辅助咳嗽技术;②主动或被动活动关节,维持关节正常活动范围,防止关节挛缩;③采取渐进性体位活动,如利用电动起立床逐渐增加站立角度或逐步抬高床头,防止体位性低血压;④定时翻身,每两个小时应变化一次体位,防止压疮形成。

2. 肌力训练 利用沙袋或弹力带等器具进行肩带肌群及屈肘肌群抗阻训练,应用抗重训练进行伸肘及伸腕肌群肌力训练,可利用功能性电刺激治疗 3 级以下肌力的瘫痪肌群。

3. 坐位练习 ①依靠上肢的肌力及借助外界辅助器具,锻炼坐起能力;②患者可佩戴腰围,增加腰部支持及稳定性,进行坐位平衡训练;③坐位锻炼基本生活活动能力,例如部分穿脱衣服,洗脸、刷牙、吃饭。

4. **体位转移**　教导患者进行床上体位转移,如仰卧位-侧卧位~俯卧位、卧-坐等。

5. **作业治疗**　患者可进行生活能力训练如使用改良勺子进行进食等。

6. **使用辅助器具**　应用踝足矫形器等防止关节挛缩,应用功能位矫形器使关节处于功能位,能更容易辅助发挥功能。

(马　超)

实训八　胸腰椎脊髓损伤康复

脊髓损伤(spinal cord injury,SCI)是由于脊髓受到外伤等因素的作用,引起受损平面或以下的运动、感觉和自主神经功能障碍及膀胱功能受损、性功能和其他生理功能障碍,甚至威胁患者生命。胸腰椎脊髓损伤是由于胸腰段脊髓受到损伤,造成运动和感觉功能的损害或丧失。一般胸腰椎脊髓损伤造成患者截瘫,上肢功能不受累,但是躯干、下肢及盆腔脏器功能障碍。掌握其科学的评定方法、判断患者功能障碍程度;通过制定合适的康复目标、选择合适的康复治疗以尽最大程度恢复患者的功能水平,改善生活质量。

【实训目的】

掌握 ASIA 评估方法。

熟悉胸腰段 SCI 不同时期的康复措施。

【实训对象】

学生及胸腰段脊髓损伤患者。

【实训教具与设备】

ASIA 量表、棉签、回形针、手套、叩诊锤、石蜡油、弹力带、沙袋、功能性电刺激器、电极、治疗床、腰围、踝足矫形器等。

【实训内容】

ASIA 评估、下肢肌力训练、站位平衡训练、步行训练、辅助器具使用。

患者黄某,男,25 岁。主诉双下肢乏力 2 月余。患者于 2 个月前从 5 米高处坠落,当时自觉腰部疼痛、双下肢不能活动,立即送至医院急诊,行胸腰椎 CT 检查,结果示 L_1 椎体爆裂性骨折,骨碎片明显压迫椎管,椎管狭窄;T_{12} 棘突撕脱性骨折,T_{12}/L_1 棘间韧带撕裂可能,拟不稳定骨折改变;L_3 椎体左侧份骨折,胸骨体骨折。转至骨科行"腰椎骨折内固定术"。术后患者仍有双下肢乏力,伴双下肢、会阴部麻木、感觉减退,大小便不能控制,留置尿管,术后腰椎 MRI提示:L_1 椎体爆裂性骨折术后,相应脊髓仍有水肿;$T_2 \sim L_2$ 终板及棘突部分缺如,$T_{11\sim12}$ 及 $L_{2\sim4}$椎体明显金属伪影。为进一步康复治疗来我科就诊。患者自患病以来,精神一般,体力情况较差、睡眠情况一般,体重减轻 4kg。体格检查:体温 36.0℃,脉搏 80 次/分,呼吸 18 次/分,血压115/80mmHg,发育正常,营养中等,神志清楚,精神状态一般,被动体位,全身皮肤无黄染、皮疹、皮下出血,心肺系统查体未见异常。双上肢正常,双下肢肌肉明显萎缩,肌张力降低,双侧自腹股沟平面以下感觉减退,双侧膝反射、踝反射均未引出,双侧踝阵挛阴性,Babinski 征及 Oppenheim 征阴性。肛周感觉减退,括约肌松弛,球海绵体反射消失。

请根据上述患者情况进行相应的评估和制定康复治疗措施。

一、患者功能评估

1. ASIA 运动功能评估

患者体位:仰卧位。

患者 C_5~T_1 关键肌肌力检查均为 5 级。

L_2 屈髋肌群检查:治疗师置于患者右侧体旁,将右侧髋关节置于内外旋、内收外展中立位,髋关节和膝关节微屈约 15°。治疗师一手支撑大腿一手支撑小腿远端的背部,嘱患者进行主动屈髋,可见患者可主动进行关节全范围屈髋;随后治疗师将患者髋关节置于屈曲 90°,一手撑住对侧的髂前上棘,一手放在大腿远端外侧,在膝关节上方施加压力,嘱患者抗阻维持髋关节屈曲 90°状态,未能成功,嘱记右侧 L_2 屈肘肌群肌力为 3 级;重复上述操作可见左侧 L_2 屈肘肌群肌力亦为 3 级。

L_3 伸膝肌群检查:治疗师置于患者右侧体旁,将右侧髋关节置于内外旋、内收外展中立位,屈曲约 15°,膝关节 30° 屈曲。治疗师一手置于右侧膝关节下方,固定于对侧大腿远端,嘱患者进行主动伸膝,可见患者可主动进行关节全范围伸膝;随后治疗师另一手置于右侧小腿远端施加阻力,嘱患者抗阻维持伸膝状态,未能成功,嘱记右侧 L_3 伸膝肌群肌力为 3 级;重复上述操作可见左侧 L_3 伸膝肌群肌力亦为 3 级。

L_4 踝背伸肌群检查:治疗师置于患者右侧体旁,将右侧髋关节置于内外旋、内收外展中立位,髋关节和膝关节轻度屈曲,踝关节跖屈,治疗师一手置于膝关节下方辅助轻微屈曲,嘱患者进行主动踝背伸,未能成功;随后治疗师将右侧髋关节置于外旋,外展约 45°,膝关节屈曲,踝关节充分跖屈,治疗师一手支撑大腿,嘱患者进行踝背伸动作,可见患者可主动进行关节全范围背伸,记右侧 L_4 踝背伸肌群肌力为 2 级;重复上述操作可见左侧 L_4 踝背伸肌群肌力亦为 2 级。

L_5 趾长伸肌检查:治疗师置于患者右侧体旁,将右侧髋关节置于中立位,膝关节伸直位,治疗师一手置于右侧踇趾处,嘱患者踇趾进行主动背伸,未能成功;随后治疗师将右侧髋关节置于外展,外旋 45°,膝关节屈曲,踝和脚趾中立位,一手支撑大腿,嘱患者踇趾进行主动背伸,亦未能成功,但可见肌肉收缩,记右侧 L_5 趾长伸肌肌力为 1 级;重复上述操作可见左侧 L_5 趾长伸肌肌力亦为 1 级。

S_1 踝跖屈肌群检查:治疗师置于患者右侧体旁,将患者右侧髋关节置于内外旋中立位,屈曲 45°,膝关节完全屈曲,踝关节背屈位。治疗师一手置于膝关节下方固定下肢,一手置于足趾下方辅助踝关节背屈,嘱患者进行主动提踵动作,未能成功;随后治疗师将右侧髋关节完全外旋并屈曲,膝关节屈曲,治疗师一手置于小腿处支撑肢体,一手置于跟腱处,嘱患者进行踝跖屈动作,亦未能触摸到肌肉收缩,记右侧 S_1 踝跖屈肌群肌力为 0 级;重复上述操作可见左侧 S_1 踝跖屈肌群肌力为 0 级。

2. ASIA 感觉功能评估

患者体位:仰卧位。

C_2~T_{11} 关键点感觉检查轻触觉、针刺觉均为 2 分

T_{12}感觉检查：

轻触觉检查：治疗师置于患者体旁，嘱患者闭眼，治疗师用棉签轻碰患者面部，随后治疗师用棉签轻碰右侧腹股沟中点，询问患者是否有感觉，并嘱患者两处轻触觉进行比较，患者诉腹股沟处感觉减弱，记右侧 T_{12} 轻触觉为 1 分；重复上述操作可见左侧 T_{12} 轻触觉为 1 分。

针刺觉检查：治疗师置于患者体旁，嘱患者闭眼，治疗师用回形针尖端和钝头端分别轻碰患者面部，区分针刺觉；随后治疗师用回形针两端分别轻碰右侧腹股沟中点处，询问患者是否能辨别出针刺觉，并嘱患者与面部针刺觉进行比较，患者可分辨出针刺觉但腹股沟处感觉减退，记右侧 T_{12} 针刺觉为 1 分；重复上述操作可见左侧 T_{12} 针刺觉为 1 分。

L_1 感觉检查：治疗师重复 T_{12} 操作步骤在双侧腹股沟中点和大腿中点连线的中点处进行轻触觉和针刺觉检查，结果示双侧轻触觉和针刺觉为 1 分。

L_2 感觉检查：治疗师重复 T_{12} 操作步骤在双侧股骨内侧髁和腹股沟中点连线的中点进行轻触觉和针刺觉检查，结果示双侧轻触觉和针刺觉为 1 分。

L_3 感觉检查：治疗师重复 T_{12} 操作步骤在双侧股骨内侧髁处进行轻触觉和针刺觉检查，结果示双侧轻触觉和针刺觉为 1 分。

L_4 感觉检查：治疗师重复 T_{12} 操作步骤在双侧内踝处进行轻触觉和针刺觉检查，结果示双侧轻触觉和针刺觉为 1 分。

L_5 感觉检查：治疗师重复 T_{12} 操作步骤在双侧内踝处进行轻触觉和针刺觉检查，结果示双侧轻触觉和针刺觉为 1 分。

$S_{1\sim3}$ 感觉检查：治疗师重复 T_{12} 操作步骤分别在双侧跟骨外侧、腘窝中点、坐骨结节处进行轻触觉检查，患者未有感觉；进行针刺觉检查，患者未能区分针刺觉，因此 $S_1 \sim S_3$ 双侧轻触觉和针刺觉均为 0 分。

3. 肛周运动功能及感觉检查 治疗师手戴手套，将示指放入患者肛门，嘱患者进行肛门收缩，治疗师未能触及肛门自主收缩；治疗师用示指向直肠各个方向触压，患者未有感觉；用棉签和回形针在肛周 1cm 范围内进行轻触觉，患者有感觉但感觉减弱，记轻触觉为 1 分；进行针刺觉检查时患者无法辨别针刺觉，记针刺觉为 0 分。

4. 评估结果 神经平面：根据上述检查结果，此患者的运动及感觉平面，双侧均为 T_{11}，运动评分 68 分，感觉评分 160 分。

完全性/不完全性：由于肛周有感觉功能，此患者属于不完全性损伤。

残损分级：此患者损伤平面以下大部分关键肌肌力<3 级，残损分级为 C 级。

5. 其他临床评估 肌张力检查：肌张力未见增高。

关节活动度检查：关节活动度未见明显异常。

二、康复治疗措施

1. 预防并发症治疗 ①主动或被动活动关节，维持关节正常活动范围，防止关节挛缩；②佩戴 AFO，预防踝关节挛缩；③定时翻身，防止压疮。

2. 肌力训练 ①利用沙袋或弹力带等器具教会患者进行上肢自我抗阻力量锻炼；②选择性肌力训练：利用沙袋进行屈髋，伸膝抗阻训练；进行踝背伸抗重力量训练；对患者进行腰背肌、腹肌、髋后伸和外展肌群肌力训练；③利用功能性电刺激进行双下肢及腰背肌治疗。

3. 坐位训练 患者可佩戴腰围，增加腰部支持及稳定性，进行坐位平衡训练，如患者可保持静态平衡,可利用弹力带对抗外力进行动态平衡训练。

4. **体位转移** 教导患者进行床上体位转移;床椅转移;坐站转移等。

5. **站位训练** 早期可利用电动起立床进行站位训练,待情况好转后可在佩戴 AFO 利用助行架进行静态站立训练。

6. **步行训练** 佩戴 AFO 在平衡杆内进行步行训练。

7. **作业治疗** 患者可进行生活能力训练如穿脱衣服等。

8. **神经源性膀胱训练** ①教导患者进行饮水计划,计 24h 出入量;②教导患者学会自我间歇性清洁导尿;③根据尿流动力学检查示患者逼尿肌无力,可利用直肠电刺激、膀胱功能性电刺激进行刺激;④应用强逼尿肌收缩的药物提高逼尿肌力量,改善排尿动力。

(马 超)

实训九　神经根型颈椎病患者康复

随着信息社会的发展与人类生活方式的改变,颈椎病的患病率逐年增高。伴随着年龄的增长,颈肩痛的发病率呈递增趋势,虽然从颈部疼痛的自然病史看,愈后良好,但复发率和转变为慢性病的几率很高。颈椎病可引起颈部疼痛、手麻、上肢无力,甚至四肢功能障碍,极大地影响人们的生活。掌握其科学的评定方法、判断患者功能障碍程度;通过制定合适的康复目标、选择合适的康复治疗以尽最大程度恢复患者的功能水平,改善生活质量。

【实训目的】

熟悉神经根型颈椎病的病因、临床表现及体征、相关影像学表现等;

通过实际操作熟练掌握神经根型颈椎的康复评定及康复治疗方法。

【实训对象】

康复治疗不理解及不合作患者。

【实训教具与设备】

量角器、直尺、红蓝铅笔、握力计、诊断床、围领及颈托、牵引床、中频治疗仪、离子导入治疗仪、短波治疗仪等。

【实训内容】

颈椎病评定、颈椎牵引、运动疗法训练。

患者赵某,女,48 岁。主诉右上肢疼痛、麻木 1 年余,加重 2 月。患者于 1 年前逐渐出现颈肩部不适,右上肢放射性疼痛,以外侧为著,不伴有头晕、恶心、四肢无力、二便障碍等症状,2 月前加重,逐渐出现右侧拇指疼痛。当地医院行 X 线检查,示颈椎生理曲度异常。为进一步康复治疗入院就诊。患者自患病以来,精神可,体力,睡眠情况一般,二便正常。体格检查:体温 36.0℃,脉搏 80 次/分,呼吸 17 分/次,血压 125/80mmHg,体重 60kg,发育正常,营养中等,神志清楚,精神状态一般,自主体位,全身皮肤无黄染、皮疹、皮下出血,心脏查体未见异常,腹式呼吸,未闻及胸膜摩擦音,腹部膨隆,腹软,腹部无压痛及反跳痛,肠鸣音 3 次/分。

请根据上述患者情况进行相应的评估和制定康复治疗措施。

一、神经根型颈椎病的康复评定

1. **量表评定**　颈部功能障碍指数(the neck disability index,NDI)。

2. 疼痛程度的评定

（1）视觉模拟评分法（visual analog scale，VAS）：画一条长度为100mm的水平或垂直直线，直线的左端（或上端）为"无痛"，右端（或下端）为"无法忍受的痛"，患者根据自身感受的疼痛程度在直线上选择某一点并用"I"标记，测量直线左端（或上端）至I的距离（mm）即为患者的疼痛强度。

（2）数字疼痛评分法（numerical pain rating scale，NPRS）：数字范围0~10，0代表"无痛"，10代表"最痛"，患者根据自身感受的疼痛选择一个数字来代表其疼痛程度。

（3）口述分级评分法（verbal rating scales，VRS）：将疼痛分为四级，分别为无痛、轻微疼痛、中等度疼痛、剧烈疼痛。

（4）麦吉尔（McGill）疼痛调查表（McGill pain questionnaire，MPQ）。

3. 颈椎活动范围评定

（1）旋转（范围约在0°~60°）：嘱患者在尽可能舒服的情况下向一侧转头，再向另一侧转头。使用量角器测量旋转角度的具体操作方法：轴心位于头顶，固定臂与地面平行或与测量一侧的肩峰平行，移动臂对准鼻尖。

（2）伸展（范围约在0°~45°）：嘱患者在尽可能舒服的情况下向上看，使头的背侧靠近胸椎。使用量角器测量伸展角度的具体操作方法：轴心位于下颌角，固定臂与肩平行，将一压舌板置于患者齿间，量角器移动臂与压舌板平行。患者伸展颈部时，随着压舌板上移，移动臂与压舌板始终保持平行。

（3）屈曲（范围约在0°~45°）：嘱患者在尽可能的情况下屈头至前胸部，测量下颌至胸骨角的距离，一般下颌与前胸间有两个手指尖宽的距离属于正常范围。

使用量角器测量屈曲角度的具体操作方法：轴心位于下颌角，固定臂与肩平行，将一压舌板置于患者齿间，量角器移动臂与压舌板平行。患者屈曲颈部时，随着压舌板下移，移动臂与压舌板始终保持平行。

（4）侧屈（范围约在0°~45°）：嘱患者使耳朵尽可能地向肩部靠，可用刻度尺量出从耳朵到肩部的距离。使用量角器测量侧屈角度的具体操作方法：轴心位于第七颈椎棘突，固定臂放在肩部与地面平行或垂下与患者胸椎平行，移动臂对准患者枕后隆突。

4. 肌力评定

（1）徒手肌力评定法：对易受累及的肌肉进行肌力评定，并与健侧对照。常评定的肌肉有：

冈上肌（冈上神经 C_3）：外展、外旋肩关节。

三角肌（腋神经 C_5、C_6）：屈曲、外展、后伸、外旋、内旋肩关节。

胸大肌（胸内、外神经 C_5~T_1）：肩关节屈曲、内收、内旋。

肱二头肌（肌皮神经 C_5、C_6）：肘关节屈曲、前臂旋后。

肱三头肌（桡神经 C_5、C_6）：肘关节伸展。

伸腕肌（桡神经 C_6、C_7）：腕关节伸展。

指屈肌群（正中神经、尺神经 C_8）：手指屈曲。

骨间肌（尺神经 C_8~T_1）：手指内收、外展。

（2）握力测定：使用握力计进行测定，测试姿势为上肢在体侧下垂，用力握2~3次，取最大值。反映屈指肌肌力。正常值为体重的50%。

5. 特殊检查评定

（1）椎间孔挤压试验（Spurling试验）：患者坐位，用双手重叠按压患者头顶并控制颈椎在不同角度下进行按压,如引起颈部疼痛和放射痛者为阳性。

（2）臂丛牵拉试验:患者颈部前屈,以一手抵住患侧头部,一手握患肢腕部,反方向牵拉。如患者出现麻木或放射痛时,则为阳性。

6. **评估结果**　颈部功能不良指数为 37 分,VAS 评分 5 分。颈部僵直、左侧屈和后伸活动受限。右侧颈部肌肉紧张,棘突、棘突旁、肩胛骨内侧缘以及肱二头肌压痛。右侧拇指痛觉减退,肱二头肌肌力减弱,肱二头肌反射(+)。右侧椎间孔挤压试验(+),臂丛神经牵拉试验(+)。结果示 C_6 节段神经根型颈椎病。

二、康复治疗措施

1. **围领及颈托**
2. **药物治疗**　如无禁忌证,可选择非甾类抗炎药,营养神经药物。
3. **物理治疗**　直流电药物离子导入、高频电疗、磁疗等。
4. **针灸治疗**
5. **牵引治疗**

（1）操作方法:通过枕颌牵引力进行牵引,患者坐位或卧位,衣领松开,自然放松。操作者将牵引带的长带托于下颌,短带托于枕部,调整牵引带的松紧,用尼龙搭扣固定,通过重锤、杠杆、滑轮、电动机等装置牵拉。轻者采用间断牵引,重者可行持续牵引。每日 1 次,15~20 次为一个疗程。

（2）参数选择

牵引时间:10~30 分钟较合适;

牵引角度:根据累及节段选择牵引角度可参考以下标准: $C_1 \sim C_4$ 选择 0°, $C_5 \sim C_6$ 选择 15°, $C_6 \sim C_7$ 选择 20°, $C_7 \sim T_1$ 选择 25°。该患者选择颈椎屈曲 20°。

牵引重量:起始重量为 6kg(患者体重的 1/10),逐渐可增加至 10~15kg。

6. **手法治疗**　中国传统按摩推拿手法、麦肯基(Mckenzie)方法、关节松动手法(Maitland 手法)、脊椎矫正术(chiropractic)等。

7. **运动疗法**

（1）颈椎被动活动训练:包括被动活动度训练和被动活动对抗训练。

被动活动度训练:治疗医师扶着患者头部,进行各运动方向的运动,直至患者出现明显疼痛为止,手法应轻柔。

被动活动对抗训练:治疗医师扶着患者头部,轻轻转向疼痛侧,直到患者不能耐受为止。治疗师扶住患者头部两侧,患者通过头部向疼痛侧与治疗师的手对抗以使肌肉收缩。等长收缩每次坚持 8~10s 后放松。放松时,头部被动向侧方旋转,在允许范围内尽可能屈曲,以使肌肉放松。训练要反复进行,直到达到最大伸展,之后向反向进行,每日重复 2~3 次。

（2）颈椎主动活动度训练:次数以不明显增加患者的疼痛为标准,一般由患者自己进行,必要时应由医师指导保护。主动活动度训练常与康复训练中的徒手体操同时进行。

（3）颈部肌肉等长等张收缩训练:以手掌的压力为手法阻力与头的一侧对抗 5s,间歇 5s,重复 6 遍,每日 2~3 次。

（4）颈部悬吊训练:训练时患者仰卧,使用专用宽吊带将枕部悬吊,增加颈部肌力。根据患者情况可采用开链运动、静态/动态闭链训练。

【注意事项】

1. 在康复评定和康复治疗操作中注意安全;
2. 对患者评定和治疗中注意做好解释工作,以取得患者配合;
3. 颈椎牵引重量要严格掌握,随时注意并发症的发生;
4. 康复治疗效果不好的患者,可考虑药物镇痛或手术治疗改善症状;
5. 注意做好健康宣教。

（张　杨　岳寿伟）

实训十　腰椎间盘突出症患者康复

腰痛表现为腰骶臀部的疼痛症状,伴有或不伴有下肢的症状。腰痛病因复杂,可能是局部的骨骼、肌肉、椎间盘、软组织等受到激惹所致。作为一种症状诊断,临床上有时很难准确判定腰痛真正的病变位置和起因,而且影像学检查与患者的临床症状的相关性也有差距。掌握其科学的评定方法、判断患者功能障碍程度;通过制定合适的康复目标、选择合适的康复治疗以尽最大程度恢复患者的功能水平,改善生活质量。

【实训目的】

熟悉腰椎间盘突出症的病因、临床表现及体征等。

通过实际操作熟练掌握腰椎间盘突出症的康复评定及康复治疗方法。

【实训对象】

学生及腰髓损伤患者。

【实训教具与设备】

量角器、直尺、红蓝铅笔、滑板、腰围、诊断床、牵引床、中频治疗仪、离子导入治疗仪、短波治疗仪、红外线治疗仪等。

【实训内容】

腰椎间盘突出症评定、腰椎牵引、运动疗法训练。

患者杨某,男,53岁。主诉:腰痛、右腿疼痛3年余,加重2月。患者于3年余前搬重物后出现腰痛,休息后好转。其后反复出现腰痛,伴右腿疼痛,未行特殊治疗。2月前因长时间开车再次出现腰痛,并向右腿放射。当地医院行腰椎CT检查提示:①$L_{4\sim5}$椎间盘突出;②腰椎退行性变。予卧床休息、针灸、贴膏药、止疼药物治疗效果不佳,为进一步康复治疗入院就诊。患者自患病以来,精神差,体力,睡眠情况一般,二便正常。体格检查:体温36.6℃,脉搏80次/分,呼吸17次/分,血压135/90mmHg,发育正常,营养中等,神志清楚,精神状态一般,自主体位,全身皮肤无黄染、皮疹、皮下出血,心脏查体未见异常,腹式呼吸,呼吸浅促,双肺呼吸音粗,未闻及胸膜摩擦音,腹部膨隆,腹软,腹部无压痛及反跳痛,肠鸣音3次/分。

请根据上述患者情况进行相应的评估和制定康复治疗措施。

一、患者功能评估

1. 疼痛程度的评定

(1)视觉模拟评分法(visual analog scale,VAS):画一条长度为100mm的水平或垂直直线,直线的左端(或上端)为"无痛",右端(或下端)为"无法忍受的痛",患者根据自身感受的疼痛程度在直线上选择某一点并用"I"标记,测量直线左端(或上端)至I的距离(mm)即为患者的疼痛强度。

(2)数字疼痛评分法(numerical pain rating scale,NPRS):数字范围0~10,0代表"无痛",10代表"最痛",患者根据自身感受的疼痛选择一个数字来代表其疼痛程度。

(3)口述分级评分法(verbal rating scales,VRS):将疼痛分为四级,分别为无痛、轻微疼痛、中等度疼痛、剧烈疼痛。

(4)麦吉尔(McGill)疼痛调查表(McGill pain questionnaire,MPQ)。

2. 腰椎活动范围评定 常用量角器法。

(1)屈伸、侧屈测量(屈曲正常活动范围为0°~90°,伸展为0°~30°,左右侧屈各为0°~30°)

测量方法:患者取站立位,以第5腰椎棘突为轴心,与地面垂直线为固定臂,第7颈椎与第5腰椎棘突的连线为移动臂,用量角器测量腰椎屈曲、伸展、左右侧屈四个方向的关节活动度。

(2)腰椎旋转测量(正常活动范围各为0°~30°)

测量方法:患者取站立位,以非旋转侧的肩峰为轴心,起始位双肩峰连线为固定臂,终点位双肩峰连线为移动臂,用量角器测量腰椎左右旋转两个方向的关节活动度。

3. 肌力和耐力评定

(1)肌力评定

1)躯干屈肌肌力评定:患者仰卧,屈髋屈膝位,双手抱头做坐起动作。

2)躯干伸肌肌力评定:患者俯卧位,胸以上在床沿以外,固定下肢,做上身抬起动作。

3)下肢肌力评定:常用评定肌肉如下

髂腰肌($L_{2~3}$):患者仰卧位,小腿在诊断床缘外,做屈髋动作,阻力加于膝上。

股四头肌($L_{3~4}$):患者仰卧位,小腿在诊断床外下垂,做伸膝动作,阻力加于小腿下端。

臀中肌($L_{4~5}$):患者侧卧位,做髋外展动作,阻力加于股下段外侧。

胫前肌($L_{4~5}$):患者坐位,小腿下垂,做足内翻踝背伸动作,阻力加于足背内缘向下、外方推。

臀大肌(L_5、S_1):患者俯卧位,嘱患者屈膝,做伸髋动作,阻力加于股远端。

(2)躯干肌肉耐力评定

1)躯干屈肌耐力评定:患者仰卧位,双下肢伸直。并拢抬高45°,记录能维持该体位的时间,正常值为60秒。

2)躯干伸肌耐力评定:患者俯卧位,双手抱头,脐以上在床沿以外,固定下肢,记录能保持躯干水平位的时间,正常值为60秒。

4. 电生理评定 采用腰部竖脊肌表面肌电屈曲伸直比(flexion~extension ratio,FER)来评估。

5. 脊柱稳定性评定 过屈过伸动态X线片检查,邻近的椎体Cobb角超过15°或移位超过 3mm。

6. 特殊检查

（1）直腿抬高试验：下肢直腿抬高幅度<60°为异常。

（2）健侧直腿抬高试验：健侧直腿抬高后患侧肢体出现放射性疼痛为阳性。

（3）直腿抬高加强试验：抬高患者下肢发生疼痛后，略降低患肢，其放射痛消失，这时一手握住患者足部背伸，如患者患肢放射疼痛、麻木加重即为阳性。

（4）屈颈试验：患者仰卧，双腿伸直，检查者一手按压胸骨，另一手置于患者后枕部托起头部，使颈椎逐渐前屈，直至下颈靠近胸部，出现腰及患肢疼痛为阳性。

（5）腘神经压迫试验：患者仰卧位，髋、膝关节各屈 90°，然后抬高膝关节逐渐伸直，出现坐骨神经痛后放松膝关节至疼痛消失，然后压迫腘神经再出现放射疼痛为阳性。

（6）股神经牵拉试验：患者于俯卧位屈膝 90°，然后抬高膝关节使髋关节后伸，股神经牵拉出现疼痛为阳性。

（7）跟臀试验：患者俯卧位，两下肢伸直。尽量被动屈曲膝关节，足跟贴近臀部，若该动作引起腰部或坐骨神经分布区疼痛，或骨盆离床即为阳性。

（8）梨状肌紧张试验：患者仰卧位于检查床上，将患肢伸直，做内收内旋动作，如坐骨神经有放射性疼痛，再迅速将患肢外展外旋，疼痛随即缓解，即为阳性。

（9）髂骨分离试验：患者仰卧，检查者双手掌放于患者两侧髂骨的髂前上棘处，向下外用力，检查者的上肢交叉，以增加向外对骶髂韧带的牵拉，检查时应避免骨盆的运动，以保证腰椎运动最小。检查时若患者主诉臀部疼痛为阳性。

（10）Gaenslen 试验：患者仰卧，患侧臀部置于床边，健侧屈膝屈髋，检查者用手按住膝部以固定骨盆，另一手把患侧腿移至床边外并使之过度后伸，这时骨盆产生较强的旋转应力，若臀部疼痛即为阳性。

7. 生存质量评定　①访谈法；②观察法；③主观报告法；④标准化的量表评价法：如医疗结局研究简表（Medical Outcomes Study Short Form 36，MOS SF-36）等。

8. 心理评定　Zung 抑郁自评量表（self-rating depression scale，SDS）和恐惧回避心理问卷（Fear-Avoidance Beliefs Questionnaire，FABQ）。

9. 评估结果　VAS 评分 5 分。腰椎前凸减小，腰部平坦，腰椎前屈活动度明显受限，且活动时症状明显加重。$L_{4\sim5}$ 椎间、椎旁压痛。右侧胫前肌肌力 4 级，余肌力正常。躯干肌力和耐力正常。右侧直腿抬高试验 60°（+）及加强试验（+），右侧坐骨神经走行压痛（+）。心理评定无抑郁。

二、康复治疗方案

（1）卧床休息、佩戴腰围。

（2）药物治疗：如无禁忌证，可选择非甾体类抗炎药和营养神经药物。

（3）注射治疗：骶裂孔注射治疗。

（4）物理治疗：直流电药物离子导入、高频电疗、红外线照射治疗等。

（5）中医传统治疗：推拿、针灸。

（6）牵引治疗：分慢速牵引及快速牵引。

1）慢速牵引：骨盆牵引，患者仰卧于牵引床上，胸部和骨盆分别固定于牵引床的头部和尾部,施加一定牵引力后,使腰椎受到牵伸。牵引重量多为体重的 70% 至超过体重的 10%。牵引重量一般不小于体重的 25%。通常每次牵引时间 20~40 分钟,每日或隔日一次。

2)快速牵引:患者解除腰带,俯卧于牵引床上,暴露腰部、胸部和臀部,分别固定于牵引床的胸腰板和臀腿板上,患椎间隙与床的胸腰和臀腿板间隙相对应。参数的选择:一般为牵引距离 45~60mm,倾角 10~15°,左右旋转 10°~18°。牵引后嘱患者短期佩戴腰围。

(7)手法治疗:Maitland 的脊柱关节松动术和 McKenzie 脊柱力学治疗法。

(8)运动疗法:徒手运动疗法及器械运动疗法。

1)徒手运动疗法:运动前后要放松,运动时动作力求柔和缓慢,每项动作重复 5~10 次。注意穿着宜宽松舒适。核心肌群和下肢肌群肌力强化训练。

2)器械运动训练:可采用物理康复球或悬吊运动治疗系统,以闭合链运动为主,更好地激活和训练局部稳定肌。遵循渐进抗阻训练原则,训练开始时进行低负荷训练以激活局部稳定肌,在每次训练中,负荷逐渐递增直至患者出现疼痛或动作完成不正确为止,如此可以不断增加对神经肌肉的刺激,迅速恢复稳定肌的活力。也可在不稳定的平面上进行训练,训练中注意无痛,并保持正确的姿势,可配合使用振动技术。

【注意事项】

1. 在康复评定和康复治疗操作中注意安全。
2. 对患者评定和治疗中注意做好解释工作,以取得患者配合。
3. 腰椎牵引重量要严格掌握,随时注意并发症的发生。
4. 康复治疗效果不好的患者,可考虑药物镇痛或手术治疗改善症状。
5. 注意做好健康宣教。

(张　杨　岳寿伟)

实训十一 周围神经（臂丛神经）损伤康复

周围神经损伤（peripheral nerve injuries）是指周围神经干或其分支受到外力直接或间接力量作用而发生的损伤。臂丛神经主要由 $C_5 \sim C_8$ 和部分 T_1 组成，支配上肢和肩背部的运动与感觉。它从斜角肌间隙穿出，经锁骨下动脉后方于锁骨后方进入腋窝，主要分为上中下三支，围绕腋动脉形成内侧束，外侧束和后束。向下分布于上肢及部分胸背部浅层的肌肉，终末支形成腋、肌皮、桡、正中、尺神经。臂丛神经损伤后主要表现为神经根型分布的运动、感觉障碍。掌握其科学的评定方法、判断患者神经损伤的定位；通过制定合适的康复目标、选择合适的康复治疗以尽最大程度恢复患者的功能水平，改善生活质量。

【实训目的】

掌握周围神经损伤的评估方法。
熟悉臂丛神经损伤各期的康复治疗方法。

【实训对象】

学生及周围神经（臂丛神经）损伤患者。

【实训教具与设备】

棉签、测量尺、叩诊锤、音叉、改良 Barthel 指数表、关节量度角尺、大头针、腕部伸展支具、治疗床等。

【实训内容】

形态评估、感觉评估、运动功能评估、日常生活能力评估、电生理评估、康复治疗措施制定。

患者路某，男，75 岁。主诉：跌倒致右上肢麻痛、活动障碍 40 余天。患者于 40 余天前跌倒后致右肩疼痛、活动受限，伴右上肢麻木和运动障碍，无法屈伸肘、伸腕、伸指、屈指及前臂旋转运动。患者在当地医院急诊 X 线片提示：右肩关节脱位。给予右肩关节复位和肩带固定。患者右上肢麻木症状有所好转，但仍遗留右上肢运动障碍，转入上级医院继续诊治。入院查体：体温 36.6℃，脉搏 82 次/分，呼吸 18 次/分，血压 120/60mmHg。神志清楚，查体合作。全身皮肤无黄染、皮疹、皮下出血，心脏查体未见异常，腹式呼吸，双肺呼吸音清，未闻及胸膜摩擦音，腹软，腹部无压痛及反跳痛，肠鸣音 3 次/分，双下肢无凹陷性水肿。右上肢屈肘肌群 2 级，伸肘肌群 2 级，伸腕肌群 1 级，屈腕、屈指、小指外展 0 级。右肩 CT+三维重建示：右肱骨大结节撕脱性骨折，可见少许骨膜增生，周围软组织稍肿胀。臂丛神经 MR 平扫成像示：右侧臂丛神经显示欠清楚伴周围软组织肿胀,提示损伤可能。神经电生理检查示:右上肢桡神经感觉传导速度明显减慢,波幅降低;右上肢正中、尺神经传导速度减慢,波幅降低;左上肢正中、尺神经感觉传导正常。右上肢桡神经运动传导各段波幅明显降低,速度减慢;右上肢腋神经运动传导波幅明显降低、速度基本正常、右上肢尺、正中神经 F 波潜伏期较左上肢明显延长。右上肢三角肌、肱二头肌、拇短展肌、小指展肌、肱桡肌肌电图检查可见神经源性损伤。

请根据上述患者情况进行相应的评估和制定康复治疗措施。

一、上肢功能评估

1. 上臂围度测量 患者体位:立位或坐位。

治疗师立于患者右侧,患者上肢放松垂于体侧,治疗师用测量尺在右侧肱二头肌肌腹处测量,并记录。然后治疗师嘱患者用力屈肘,再次测量并记录。重复上述操作测量左侧上肢。

2. 前臂围度测量 治疗师立于患者右侧,患者上肢放松垂于体侧,治疗师用测量尺在右侧前臂最粗的部位处测量,并记录。再次测量并记录。重复上述操作测量左侧上肢。

3. 上肢感觉评估

(1)触觉评价:治疗师用棉签在患者面部轻划,并告知患者。然后,请患者闭上双眼,治疗师用棉签轻划患者的肩峰、腋窝前点、腋窝后端、肱二头肌肌腹、肱三头肌肌腹、肱骨外上髁、桡骨茎突、尺骨茎突、虎口等处进行检查。询问患者每一点与面部的轻划感是否一致。患者能准确描述,记为正常。

(2)针刺觉评价:治疗师用大头针的尖端与钝端分别在患者面部轻刺。治疗师请患者闭上双眼。治疗师用大头针两端分别轻刺患者的肩峰、腋窝前点、腋窝后端、肱二头肌肌腹、肱三头肌肌腹、肱骨外上髁、桡骨茎突、尺骨茎突、虎口等处进行检查。询问患者每一次的位置及尖钝端。患者能清楚定位并能在肩峰、腋窝前点、腋窝后端、肱二头肌肌腹、肱三头肌肌腹有效的区别两端记为 2 分。在肱骨外上髁、桡骨茎突、尺骨茎突、虎口不能有效的区分尖钝端,记为1 分。

(3)位置觉:治疗师请患者闭上双眼。治疗师用手将患者右侧上肢处于外展 45°的位置,请患者说出或用左侧做出相同的位置;治疗师将右侧前臂旋后,请患者说出或用左侧做出相同的位置;治疗师将右手大拇指屈曲,请患者说出或用左侧做出相同的位置。患者能清楚描述具体位置或左侧能模仿,记为正常。

(4)运动觉:治疗师请患者闭上双眼。治疗师用手将患者右侧上肢从中立位移动到肩前屈 30°,请患者说出或用左侧做出相同的运动方向;治疗师轻微屈肘,请患者说出或用左侧做出相同的运动方向;治疗师轻微屈右拇指,请患者说出或用左侧做出相同的运动方向。患者能清楚描述具体运动方向或左侧能模仿,记为正常。

(5)振动觉:治疗师请患者闭上双眼。治疗师用音叉柄端放置患者的胸骨、双侧锁骨、肩峰、鹰嘴、尺桡骨茎突、腕关节、请患者说出右侧有无震动感和与左侧是否一致。患者能清楚描述与区分,记为正常。

4. 上肢运动评估

(1)肌张力评估:治疗师被动活动患者的右侧上肢进行肩部的前屈后伸,外展内收,内旋外旋;肘关节屈曲伸展;腕关节屈曲伸展,尺偏桡偏;指关节屈曲伸展。均为感受到关节过度的松弛,也未感受到阻力记为正常。

（2）上肢肌力评估

肩前屈肌群检查:治疗师置于患者左侧体旁,请患者行左侧上肢从前方举头顶;患者能完成,随后治疗师将给阻力至左侧上肢远端,患者能进行关节全范围活动。记为 5 分。同样上述动作于右侧上肢,患者能屈肘的情况下完成肩前屈。记右侧肌力为 3 级。

肩后伸肌群检查:治疗师置于患者左侧体旁,请患者行左侧上肢从体侧中线向身体后方伸出;患者能完成,随后治疗师将给阻力给左侧上肢远端,患者能进行关节全范围活动。记为 5 分。同样上述动作于右侧上肢,患者完成肩后伸,随后治疗师将阻力施加在上臂远端。患者无法完成。记右侧肌力为 3 级。

肩外展肌群检查:治疗师置于患者左侧体旁,请患者行左侧上肢从体侧中线向身体伸方展开至头侧;患者能完成,随后治疗师将给阻力给左侧上肢远端,患者能进行关节全范围活动。记为 5 分。同样上述动作于右侧上肢,患者完成肩外展,随后治疗师将阻力施加在上臂远端。患者无法完成。记右侧肌力为 3 级。

肩内收肌群检查:治疗师置于患者左侧体旁,请患者行左侧上肢从体侧到移动身体对侧;患者能完成,随后治疗师将给阻力给左侧上肢远端,患者能进行关节全范围活动。记为 5 分。同样上述动作于右侧上肢,患者完成肩内收动作,随后治疗师将阻力施加在上臂远端。患者无法完成。记右侧肌力为 3 级。

肩内旋肌群检查:患者仰卧位,治疗师置于患者左侧体旁,在患者左上肢外展至 90°,屈肘 90°的体位下,请患者行前臂手心朝地方向的运动;患者能完成,随后治疗师将给阻力至腕关节处,患者能进行关节全范围活动。记为 5 分。同样上述动作于右侧上肢,患者完成运动方向,随后治疗师将阻力施加腕关节处。患者无法完成。记右侧肌力为 3 级。

肩外旋肌群检查:患者仰卧位,治疗师置于患者左侧体旁,在患者左上肢外展至 90°,屈肘 90°的体位下,请患者行前臂手背朝头侧方向的运动;患者能完成,随后治疗师将给阻力至腕关节处,患者能进行关节全范围活动。记为 5 分。同样上述动作于右侧上肢,患者完成运动方向,随后治疗师将阻力施加腕关节处。患者无法完成。记右侧肌力为 3 级。

屈肘肌群检查:治疗师置于患者右侧体旁,将患者右侧上肢置于中立位,前臂旋后,嘱患者进行主动屈肘,可见患者肌肉收缩但没有关节运动;随后治疗师将患者右侧上肢外展 90°前臂放于体侧桌面,嘱患者屈曲肘关节,能进行关节全范围活动。成功。记右侧屈肘肌群肌力为 2 级。

伸肘肌群检查:治疗师置于患者右侧体旁,将患者右侧肩关节前屈 90°,肘关节完全屈曲,治疗师一手握住患者肱骨远端,嘱患者进行主动伸肘,未能成功;随后治疗师将患者右前臂置于患者体侧桌面,肘关节屈曲约 90°,前臂、腕关节处于中立位,治疗师一手固定肱骨远端,嘱患者进行伸肘动作,可见患者可主动进行关节全范围伸肘,记右侧伸肘肌群肌力为 2 级。

伸腕肌群检查:治疗师置于患侧右侧体旁,将患者右侧上肢置于中立位,前臂旋前,治疗师一手固定嘱患者进行主动伸腕,未能成功;随后治疗师将患者右前臂置于体前桌面,肘关节屈曲约 90°,前臂、腕关节处于中立位,嘱患者进行伸腕动作,未能成功;治疗师再次嘱患者进行伸腕动作,能触到肌肉收缩。记右侧伸腕肌群肌力为 1 级。

指屈肌群检查:治疗师置于患者右侧体旁,将患者右侧上肢置于中立位,前臂旋后,治疗师一手固定右侧中指掌指关节和近端指间关节,嘱患者中指远端指间关节进行主动屈曲,未能成功;随后治疗师一手托住患者右侧手掌稳定腕关节、掌指关节和近端指间关节,一手触诊指屈肌腱,嘱患者进行屈指,未能触及肌肉收缩,记右侧指屈肌群肌力为 0 级。

小指外展肌群检查:治疗师置于患者右侧体旁,将患者右侧上肢置于中立位,前臂旋前,治疗师一手固定右侧腕关节,嘱患者右侧小指进行主动外展,未能成功;随后体位同前,治疗师另一手置于小指外展肌群处,嘱患者进行小指主动外展,亦未能触摸到肌肉收缩,记右侧指屈肌群肌力为 0 级。

5. 关节活动度评估

肩关节屈曲检查:治疗师将患者右侧上肢处于中立位,治疗师将关节量角轴心放于肩峰,移动臂与肱骨长轴沿线平行,固定臂与肱骨长轴平行。嘱患者主动屈曲肩关节。然后在主动活动末端治疗师被动屈曲。记主动关节活动度 0°~160°,被动关节活动度 0°~170°。

肩关节后伸检查:治疗师将患者右侧上肢处于中立位,治疗师将关节量角轴心放于肩峰,移动臂与肱骨长轴沿线平行,固定臂与肱骨长轴平行。嘱患者主动后伸肩关节。然后在主动活动末端治疗师被动屈曲。记主动关节活动度 0°~30°,被动关节活动度 0°~45°。

肩关节外展检查:治疗师将患者右侧上肢处于中立位,治疗师将关节量角轴心放于肩峰,移动臂与肱骨长轴沿线平行,固定臂与肱骨长轴平行。嘱患者主动外展肩关节。然后在主动活动末端治疗师被动屈曲。记主动关节活动度 0°~160°,被动关节活动度 0°~170°。

肩关节水平内收检查:治疗师将患者右侧上肢处于前屈 90°,治疗师将关节量角轴心放于肩峰,移动臂与肱骨长轴沿线平行,固定臂与肱骨长轴平行。嘱患者主动内收肩关节。然后在主动活动末端治疗师被动屈曲。记主动关节活动度 0°~30°,被动关节活动度 0°~50°。

肩关节内旋检查:治疗师将患者右侧上肢肩部处于外展 90°,屈肘 90°,掌心朝下。治疗师将关节量角轴心放于鹰嘴,移动臂与尺骨长轴沿线平行,固定臂与地面平行。嘱患者主动手心向下运动。然后在主动活动末端治疗师被动屈曲。记主动关节活动度 0°~70°,被动关节活动度 0°~75°。

肩关节外旋检查:治疗师将患者右侧上肢肩部处于外展 90°,屈肘 90°,掌心朝下。治疗师将关节量角轴心放于鹰嘴,移动臂与尺骨长轴沿线平行,固定臂与地面平行。嘱患者主动手背向上运动。然后在主动活动末端治疗师被动屈曲。记主动关节活动度 0°~60°,被动关节活动度 0°~70°。

肘关节屈曲检查:治疗师将患者右侧上肢外展 90°放于体侧桌面,治疗师将关节量角轴心放于肱骨外上髁,移动臂与前臂平行,固定臂与肱骨长轴平行。嘱患者主动屈曲肘关节。然后在主动活动末端治疗师被动屈曲。记主动关节活动度 0°~120°,被动关节活动度 0°~130°。

肘关节伸展检查:治疗师将患者右侧上肢外展 90°放于体侧桌面,并屈曲肘关节。治疗师将关节量角轴心放于肱骨外上髁,移动臂与前臂平行,固定臂与肱骨长轴平行。嘱患者主动伸展肘关节。然后在主动活动末端治疗师被动伸展。记主动关节活动度 120°~0°,被动关节活动度 120°~0°~2°。

由于患者腕部指部没有主动关节活动,被动活动均正常。

6. ADL 评估 改良 Barthel 指数:利用改良 Barthel 量表评分,其中修饰需要帮助,如厕需部分帮助,进食需要盛饭后放于桌前,穿衣服只能穿一侧,另一侧需他人帮助。自跌倒后就未洗澡。其余项目均能独立完成。

7. 电生理评估 见病史。

8. 评估结果

(1)形态评估结果:双侧上臂与前臂无明显差异,记为正常。

(2)感觉评估:前臂针刺觉减退,触觉、本体感觉正常。

(3)MMT 肌力下降:左侧正常,右侧肩前屈,后伸,内外旋的肌群均为 3 级。屈肘肌群 2 级,伸肘肌群 2 级,伸腕肌群 1 级,屈指小指外展 0 级。

(4)左侧各被动关节活动度正常。

(5)ADL 能力下降:改良 Barthel 评分:75 分/100 分。

(6)电生理检查结论:右上肢神经源性损伤。

二、康复治疗措施

1. **预防并发症治疗** ①教导患者右侧上肢保护,保持腕关节功能位可选择腕伸展支具,手半握拳姿势;②主动或被动活动关节,维持关节正常活动范围,防止关节挛缩。

2. **肌力训练** 可进行肩关节各方向,屈肘伸肘的主动~助力性运动,循序渐进到主动训练。

3. **物理因子选择** 给予肱二头肌,肱三头肌,肱桡肌等肌肉神经肌肉电刺激、肌电生物反馈疗法、音频电疗等。

4. **感觉再教育** 利用压力治疗,冷热交替,不同质地的材料刺激等方法。

5. **作业治疗** 以任务目标性的治疗性活动,提高患者的 ADL 能力。

6. **心理康复** 提高自信心,鼓励使用右侧肢体。

7. **健康宣教** 预防再次跌倒,预防烫伤冻伤等,保护皮肤。

(殷 樱)

实训十二　前交叉韧带重建术后康复

前交叉韧带损伤在运动创伤中较多见。前交叉韧带是膝关节最重要的前向稳定结构,同时也对限制膝关节旋转、内外翻具有重要意义。前交叉韧带断裂后,膝关节会产生严重的多向不稳,其中尤以前向不稳为甚;本体感受器的缺失也会导致膝关节本体感觉下降,进而加重了膝关节反复扭伤,并随着时间推移,导致膝关节及周围其他组织损伤加重。

前交叉韧带完全断裂者通常需要手术重建。对于前交叉韧带重建术后的患者,应掌握科学的评定方法,判断功能障碍程度,制定合适的康复目标,选择合适的康复治疗,以最大程度地恢复功能。

【实训目的】

掌握前交叉韧带重建术后的康复评定方法。

熟悉前交叉韧带重建术后不同时期的康复措施。

【实训对象】

学生及前交叉韧带重建术后患者。

【实训教具与设备】

关节角度尺、软尺、VAS 疼痛评分尺、KT-2000 韧带强度测量仪器、弹力带、沙袋、肌肉电刺激仪器、电极、治疗床等。

【实训内容】

关节活动度评定、肌力评定、疼痛评定、平衡功能评定、肌力训练、平衡训练、关节活动度训练。

患者刘某,女性,48 岁。主诉右膝活动障碍 2 月余。患者于 2 月余前不慎摔倒,出现右膝关节肿痛,当地医院行 X 线检查未见骨折,回家休息,但右膝关节肿胀、疼痛无缓解,行膝关节 MRI 检查后诊断"右膝关节前交叉韧带及内侧副韧带损伤",2 月前行"关节镜下右膝前交叉韧带重建、关节清理术",术后在家自行功能锻炼,现仍有右膝肿痛,并发现右膝活动受限,行走跛行,需拄拐,为进一步恢复功能入院就诊。体格检查:生命体征平稳,心肺腹查体未见明显异常。右膝肿胀,右大腿肌肉萎缩。右膝关节皮温稍高。膝关节间隙无压痛。髌骨活动度差,压髌、磨髌试验(-),前抽屉试验(-),内外侧应力试验(-)。左膝关节 AROM:伸 0°~屈 130°。右膝关节 AROM:伸 0°~屈 80°。左下肢各肌肉肌力 5 级,右侧股四头肌、腘绳肌肌力 4 级,余右下肢肌肉肌力 5 级。双下肢围度(L/R):髌上 10cm 处(43cm/37cm),髌骨中点(34cm/36cm),髌下 10cm 处(33cm/32cm)。坐位平衡 3 级,立位平衡 2 级。步态跛行。VAS 疼痛评分:休息时 20 分,活动时 50 分。

请根据上述患者情况进行相应的评估和制定康复治疗措施。

一、患者功能评估

1. KT-2000 前交叉韧带强度评定 体位:膝关节屈曲 90°、30°。

分别用 15、20、30 磅的拉力测量双侧前交叉韧带强度,两侧对比若胫骨移位差值大于 3mm 为前交叉韧带松弛。

2. 肌力评定

(1)徒手肌力检查法

1)髂腰肌检查:患者坐位,屈髋屈膝,治疗师首先嘱患者进行主动屈髋,若可进行全范围屈髋,随后治疗师将手置于双侧大腿远端,施加向下的阻力,嘱患者进行抗阻屈髋,能抵抗最大阻力,记双侧髂腰肌肌力 5 级。

2)股四头肌检查:患者坐位或仰卧位,屈髋屈膝,治疗师首先嘱患者进行主动伸膝,若可进行全范围伸膝,随后治疗师将手置于小腿远端,施加向下的阻力,嘱患者进行抗阻伸膝,左下肢能抵抗最大阻力伸膝,记左侧股四头肌肌力 5 级,右下肢能抵抗较小阻力伸膝,记右侧股四头肌肌力 4 级。

3)腘绳肌检查:患者俯卧位,伸髋伸膝,治疗师首先嘱患者进行主动屈膝,若可全范围屈膝,随后治疗师将手置于小腿远端,施加向下的阻力,嘱患者进行抗阻屈膝,左下肢能抵抗最大阻力屈膝,记左侧腘绳肌肌力 5 级,右下肢能抵抗较小阻力屈膝,记右侧腘绳肌肌力 4 级。

(2)器械评定:可进行肌群的等张肌力测定、等速肌力测定,能够客观、定量地判断肌力。

3. 肢体围度测量 患者体位:仰卧位,伸髋伸膝。

测量髌骨上缘 10cm 处大腿周径,记左/右侧大腿围度分别为 43cm/37cm;测量髌骨中点处周径,记左/右侧膝关节围度分别为 34cm/36cm;测量髌骨下极 10cm 处小腿周径,记左/右侧小腿围度分别为 33cm/32cm。

4. 膝关节活动范围评定

(1)屈曲活动范围:俯卧位,伸髋伸膝。

量角器的轴心位于腓骨小头,固定臂与股骨长轴平行,移动臂与腓骨长轴平行,嘱患者做最大程度的屈膝活动,读数为 80,记右侧膝关节屈曲 80°。

(2)伸直活动范围

患者体位:仰卧位,伸髋伸膝。

量角器的轴心位于腓骨小头,固定臂与股骨长轴平行,移动臂与腓骨长轴平行,嘱患者做最大程度的伸膝活动,读数为 0,记右侧膝关节伸直 0°。

5. 疼痛评定 VAS 疼痛评分。

向患者呈现 VAS 评分尺,解释左侧端点代表"无疼痛",右侧端点代表"最剧烈的疼痛",令患者根据休息和活动状态下的疼痛程度找出 VAS 评分尺上面的相应位置,读出读数,记 VAS 评分分别为 20 分和 50 分。

6. 平衡功能评定 坐位可达他动平衡,记坐位平衡 3 级;立位可自动平衡,不能他动平衡,记立位平衡 2 级。

二、康复治疗措施

1. **关节活动度训练** ①关节松动术:松动方向以屈膝为主、兼顾伸膝,手法等级需根据患者情况决定(Ⅰ、Ⅱ级手法用于因疼痛引起的关节活动受限,Ⅲ级手法用于治疗关节疼痛伴僵硬,Ⅳ级手法用于治疗关节周围组织粘连、挛缩引起的活动受限。4 级手法在此类患者的治疗实践中均可能用到);②利用股四头肌椅进行膝关节屈曲活动度训练;③利用 JAS 支具进行关节活动度训练;④持续被动活动训练(CPM)。

2. **肌力训练** ①利用沙袋或弹力带等器具进行伸膝、屈膝肌群抗阻训练;②利用中频电刺激治疗进行肌力训练;③利用等速运动训练仪进行等速肌力训练;④利用 MotoMed 训练仪器进行下肢肌肉力量训练。

3. **平衡训练** ①通过平衡板、平衡垫等器具进行立位平衡训练;②情景互动的平衡功能训练。

(周谋望)

实训十三　截肢康复

截肢(amputation)是指将无生机和无功能或不能保留的肢体部分或全部切除,其中经关节平面的截肢又称为关节离断(disarticulation)。截肢的目的是将已失去生存能力、危及患者生命安全或已丧失生理功能的肢体切除,以挽救患者的生命,因此截肢是一种破坏性手术。但截肢更是一种重建与修复性手术,手术的目的是尽可能保留残肢和残肢功能,并通过残肢训练和安装假肢,代替和重建已切除肢体的功能,使患者早日回归社会。

【实训目的】

掌握残肢评估方法;
熟悉截肢不同时期的康复措施。

【实训对象】

学生及截肢患者。

【实训教具与设备】

手套、弹力绷带、沙袋、弹力带、哑铃、治疗床、拐杖、双杠、皮尺、量角器。

【实训内容】

截肢评估、关节活动度评估,残肢肌力评估,站立平衡训练、拐杖行走训练、残肢肌力训练、残端承重训练、体位摆放,健侧肢体训练等。

患者徐某,男,25 岁。因火车碾压造成左大腿膝上 10cm 截肢。患者于 3 个月前入当地医院施行截肢手术,伤口愈合后来我科康复治疗与装配假肢。体格检查:体温 36.0℃,脉搏 80 次/分,呼吸 25 次/分,血压 120/85mmHg,发育正常,营养良好,神志清楚,精神状态良好。患者左侧残肢呈圆柱形,无明显骨突;创面愈合良好,无大面积瘢痕;皮肤颜色正常,残肢轻度肿胀;残肢长度(坐骨至残端)约25cm,残端对疼痛较敏感,站立位残肢呈轻度屈曲位。患者精神情况佳,视力正常。身体无其他疾患,站立和坐位平衡较好,上肢与躯干肌力正常。

请根据上述患者情况进行相应的评估和制定康复治疗措施。

一、残 肢 评 估

1. **残肢长度评估**　患者单足站立于双杠内,治疗师用皮尺或者专用卡尺测量残肢坐骨至残端的肌肉的长度,测量坐骨至残端骨性的长度。

2. **残肢形状评估**　患者取站立位,治疗师可采用皮尺测量残肢围长,远端尺寸与近端相近或略小时外形近似圆柱形,远端尺寸明显小于近端尺寸时,外形呈圆锥形;远端尺寸大于近端尺寸时,呈球根形。

3. **残肢骨突起与骨刺评估**　治疗师通过触诊或借助 X 光片判定。

4. **残端皮肤状况评估**　治疗师通过视诊,观察创面愈合情况、皮肤颜色、瘢痕情况、是否有未愈合的伤口、溃疡、窦道、皮肤病等,通过触诊检查皮肤感觉情况,判断皮肤感觉是否有减退、消失,是否有感觉过敏等。

5. **残肢皮下组织评估**　治疗师采取触诊的方法进行检查,检查软组织的软硬度,来判断皮下组织情况。

6. **残肢水肿评估**　残肢水肿可分为无、轻度、明显三种情况,治疗师可通过观察按压残肢表面来判断。

7. **残端承重能力评估**　治疗师可通过用手触诊残肢皮肤,在残肢末端逐渐加力的方法进行检查判断,残端承重能力可分为不可接触、可接触能轻度承重、中度承重、良好承重四种情况。

8. **残肢肌力评估**　常用徒手肌力检查(MMT)。

(1)髋关节屈曲肌力评估:髂腰肌含腰大肌,髂肌。患者体位:仰卧位或坐位,治疗师置于患者左侧体旁,将患者左侧残肢肢置于中立位,治疗师右手置于左侧残肢远端并施加一定阻力,嘱患者进行主动屈髋,经检查患者残肢肌力为 4 级。

(2)髋关节伸展肌力评估:臀大肌及腘绳肌(含半腱肌、半膜肌和股二头肌)。患者俯卧位,治疗师站立患者左侧,左手固定患者骨盆,右手放于左侧残肢后侧远端并施加阻力,患者用力后伸髋关节。

(3)髋关节内收肌力评估:内收大肌,内收长肌等肌力。患者仰卧位两腿分开 30°,治疗师站于患者左侧,左手固定骨盆,右手放于左侧残肢远端内侧施加阻力,患者用力内收左腿。

(4)髋关节外展肌力评估:臀中肌、臀小肌及阔筋膜张肌。患者右侧卧位,左侧残肢放于右侧腿上,治疗师站于患者后侧,右手固定患者骨盆,左手放于患者左侧残肢远端外侧,患者用力外展左侧残肢,治疗师同时施加一定阻力。

9. 关节活动度评估

(1)髋关节前屈和后伸活动范围评估:治疗师站于患者一侧,患者体位:测前屈时仰卧位或侧卧位,对侧下肢伸直,测后伸时取俯卧或侧卧,侧卧时被测下肢要在上方。以股骨大转子为轴心,量角器的固定臂与身体纵轴一致,移动臂与股骨纵轴一致。叮嘱患者完成屈髋与后伸动作,测量结果患者髋关节屈曲角度为 90°,后伸 10°。

(2)髋关节的内收、外展活动范围评估:患者取仰卧位,测内收角度时对侧下肢需伸直抬高,量角器轴心置于髂前上棘,固定臂与两髂前上棘连线的垂直线一致,移动臂与股骨纵轴线一致。治疗师站立患者左侧,叮嘱患者主动完成内收、外展动作。测量结果:内收:15°,外展:40°。

二、评 估 结 果

1. **残肢情况**　患者左侧残肢呈圆柱形,无明显骨突;伤口愈合良好,无大面积瘢痕;皮肤颜色正常,残肢轻度肿胀;残肢长度(坐骨至残端)约 25cm,残端对疼痛较敏感,站立位残肢呈轻度屈曲位。

2. 残肢肌力情况 残肢屈曲肌力 5 级,残肢伸展肌力 3 级,残肢外展肌力 5 级,残肢内收肌力 4 级。

3. 残肢髋关节活动范围 前屈 0°～90°,后伸 0°～10°,内收 0°～15°,外展 0°～40°。患者有轻度髋关节屈曲挛缩。

三、康 复 治 疗

1. 康复治疗目的 增强患者的体能,提高和改善残肢、健肢和腰背部的肌力、维持和改善关节活动范围,形成一个形状良好,强健有力的残肢,为假肢装配和使用做准备。

2. 康复治疗措施

(1)良肢位:教导患者正确的残肢体位摆放;仰卧位时髋关节保持伸展、内收位、侧卧位时患侧在上方,使髋关节内收,还可以间断采用俯卧位。

(2)肌力训练

1)残肢肌力训练:①抗阻训练:早期利用沙袋或弹力带进行髋关节前屈、后伸、内收和外展训练,每日两次,2×30 分钟(次数×时间);残肢单腿背桥训练:12×4(次数×组数);残肢弹力带抗阻内收训练:12×4(次数×组数);残端弹力带抗阻伸髋训练:12×4(次数×组数);每组间休息 30 秒;②等速肌力训练,后期利用等速肌力训练仪器进行屈髋肌群肌力训练,2×30(次数×时间);每日两次。

2)上肢力量训练:弹力带抗阻扩胸训练 8×4(次数×组数),双手平推哑铃训练 8×4(次数×组数),双手上举哑铃 8×4(次数×组数),弹力带双肘抗阻伸肘训练 8×4(次数×组数)每组间休息 30 秒,每日两次。

3)脊柱核心稳定与平衡功能训练:①悬吊运动训练(SET),20 分钟/次;②IMOOVE 平衡功能训练,20 分钟/次。

(3)残肢末端脱敏承重训练:早期用手掌拍打残肢和残肢末端,待局部皮肤适应以后,进一步采用沙袋与残肢皮肤接触、碰撞、承重训练。患者也可以在平行杠内将木凳调整合适高度,将残肢末端放置在木凳上,身体重心逐渐移向患侧,增加承重重量,每日两次。

(4)残肢的塑形:通过蜡疗减轻残肢肿胀,通过弹力绷带加压对残肢加压塑型。残肢缠绕弹力绷带,以改善静脉和淋巴回流,减轻截肢术后疼痛,弹力绷带包扎时应采取远端紧近端较松的方法,一般采用"8"字形缠绕法,每 4 小时改缠绕一次,夜间可持续包扎。

(5)关节活动范围训练:主动或被动活动关节,维持关节正常活动范围,防止关节挛缩。①髋关节活动范围训练:髋关节主动前屈后伸,内侧外展训练;②髋关节松动:通过关节松动手法改善患者髋关节后伸活动范围;③髋关节牵伸:俯卧位持续牵拉屈髋肌群(10 分钟/组,共 3 组)。

3. 假肢的使用训练

(1)假肢的穿脱训练。

(2)平行杠内站立训练,早期穿戴好假肢,训练站立平衡和重心转移。

(3)平行杠内步行训练,治疗师教会患者如何控制假肢行走。

(4)平行杠外步行训练,初期可借助手杖练习步行。

（5）上下台阶训练,包括上台阶与下台阶。

（6）上下坡道步行训练。

（7）跨越障碍物与摔倒后站起训练。

（8）室外步行训练。

（武继祥）

实训十四　全髋关节置换术后康复

人工全髋关节置换(total hip arthroplasty,THA)的定义是指应用人工材料制作的全髋关节结构植入人体以替代病损的自体关节,从而获得髋关节功能。目前,THA 被认为是治疗髋关节终末期严重关节炎最有效、最成功的手术。

【实训目的】

掌握 THA 评估方法。

熟悉 THA 术后的康复措施。

【实训对象】

学生及全髋关节置换的患者。

【实训教具与设备】

Harris 髋关节评分量表、关节活动量角器、冰袋、丁字鞋、梯形软枕、助行器、平衡杠、皮尺、治疗床等。

【实训内容】

Harris 髋关节评分量表的使用、正确的体位摆放、肌力及关节活动度练习、助行器的使用、负重及步行训练。

患者马某,女,78 岁。主诉:不慎摔伤致左髋部疼痛 4 小时。患者于 4 小时前因不慎摔伤致左髋部疼痛,当时即出现疼痛难忍,并伴有活动受限,不能行走,遂至门诊就诊,X 线提示:左股骨颈骨皮质不连续。门诊以"左股骨颈骨折"收住骨科。于入院五天后行左髋全髋关节置换术,手术顺利,术后安返病房。体格检查:体温 36.4℃,脉搏 76 次/分,呼吸 22 次/分,血压 108/76mmHg,发育正常,营养中等,神志清楚,精神状态良好,左髋部切口干燥,无红肿渗出,左下肢末梢感觉、运动、血运正常。

请根据上述患者情况进行相应的评估和制定康复治疗措施。

一、患者功能评估

1. Harris 髋关节评分　Harris 髋关节评分是一种评价 THA 术前患者功能状态及术后疗效的评价系统,目前是 THA 术前术后最常用的临床评估手段。该评分系统观察指标主要包括疼痛、功能、畸形和关节活动度四个方面,总分 100 分。根据分值大小将髋关节功能分为 4 级:①<70 分:差;②70~79 分:一般;③80~89 分:好;④90~100 分:很好。

开始评估时,患者仰卧位,根据评估量表评价患者疼痛、功能方面的分值。评估下肢畸形时,需暴露双下肢,观察并与健侧对比,看是否有畸形并用皮尺测出双侧下肢绝对长度,根据差值记录分数;用关节活动量角器测量是否有髋关节内收、内旋及屈曲挛缩畸形,根据测量结果记录分数。

2. 测量髋关节活动范围时,屈曲及后伸角度测量的固定点是股骨大转子,固定臂与腋中线平行,移动臂与股骨干长轴平行;外展、内收角度测量的固定点是股骨大转子,固定臂与双髂嵴连线平行,移动臂与股骨干长轴平行;内旋、外旋角度测量时取坐位,固定点是胫骨平台中点,固定臂与地面垂直,移动臂与胫骨干长轴平行。

二、康复治疗措施

1. **体位摆放**　患者体位:仰卧位。

术后当天,麻醉恢复过程中,应将髋关节置于轻度外展位,双膝间置梯形软枕,或使用丁字防旋鞋,使足尖向上,防止髋关节内收内旋。一般骨水泥型 THA 术后需卧床 1~2 天,而非骨水泥型的需卧床 3 天。健侧卧位时,注意保持患侧肢体上述体位,将特制的梯形软枕放于患者双腿之间,患侧髋关节伸屈角度为 0°~90°,避免髋内收、屈曲,防止假体脱位。

2. **髋周肌群肌力训练**　股四头肌、腘绳肌、臀大肌、臀中肌等长收缩练习。

3. **髋关节活动度训练**　关节活动度练习:①髋关节伸直练习:屈曲对侧髋、膝关节,术侧髋关节做主动伸直动作,充分伸展屈髋肌及关节囊前部。②髋关节屈曲:屈膝关节,向臀部缓慢滑动足跟练习,髋关节屈曲必须<70°。③上肢肌力练习:上肢抗阻力量训练,为使用拐杖做准备。以上每个动作保持 10 秒左右,每组 20 次。④仰卧位,患侧髋关节轻度外展 20°~30°,髋关节无旋转,每次保持 5~15 分钟。

4. **助行器的使用**　术后 24 小时,在康复治疗师的指导下持助行器下地行走。患者站稳后健腿先向前迈进,助行器或拐杖随后前移,患腿随后或同时前迈,挺胸,双目平视前方。术后第一天每次步行距离可达 5~10 米,第 2 天可以加倍,以后逐渐增加,待助步器行走能保持平衡和稳定后,可持双拐行走。

5. **负重及步行训练**　负重训练:①骨水泥固定型假体者,术后第 2 天借助步器或双拐离床负重,练习床边站立、部分负重行走和上下阶梯。由部分负重过渡到完全负重的步行,逐日增加行走距离,每日 3 次。②非骨水泥固定型假体者,术后第 4 天用助行器或双拐离床,但是不负重。负重时间适当推迟,通常持续用拐杖。

步行训练:术后 24 小时后,在康复治疗师的指导下持助行器下地行走。患者站稳后健腿先向前迈进,助行器或拐杖随后前移,患腿随后或同时前迈,挺胸,双目平视前方。术后第一天每次步行距离可达 5~10 米,第 2 天可以加倍,以后逐渐增加,待助行器行走能保持平衡和稳定后,可持双拐行走。

6. **卧坐位、坐站位训练**　先将健腿屈曲,臀部向上抬起移动,患侧下肢和臀部移动至床沿,用双肘支撑坐起,屈健腿伸患腿,将患肢移至小腿能自然垂于床边。坐起时膝关节要低于髋关节,上身不要前倾。坐位到站位点的训练:患者健足点地,患侧上肢挂拐,下肢触地,利用健腿和双手的支撑力挺髋站立。

7. **其他治疗** 包括冷疗、红外线治疗等物理因子治疗;ADL 方面的作业治疗;下肢本体感觉训练等。

(周 云)

实训十五　全膝关节置换术后康复

人工全膝关节置换(total knee arthroplasty,TKA)是指应用人工材料制作的全膝关节结构植入人体以替代病损的自体关节,从而获得膝关节功能。人工全膝关节置换术后患者由于制动、疼痛、肿胀等造成下肢运动及感觉障碍,严重影响患者的生活质量,掌握其科学的评定方法、判断患者的功能障碍程度;通过制定合适的康复目标、选择合适的康复治疗以尽最大程度恢复患者的功能水平,改善生活质量。

【实训目的】

1. 掌握全膝关节置换评估方法。
2. 熟悉全膝关节置换后不同时期的康复措施。

【实训对象】

学生及全膝关节置换患者。

【实训教具与设备】

量角器、皮尺、棉签、回形针、手套、弹力带、沙袋、下肢膝关节 CPM、治疗床等。

【实训内容】

下肢肌力训练、站立平衡训练、步行训练、助行器或拐杖使用。

患者孙某,女,65 岁。患者 1 年前突然出现右膝疼痛不适,此后右膝疼痛反复发作,患者未特别重视,近半年来右膝疼痛明显加重,行走活动明显受限,休息后可缓解。2 月前患者上述症状再次发作,性质同前,休息后未见明显缓解,为求进一步诊治来我院骨科,骨科以"右膝骨性关节炎"收住入院。入院完善相关检查,于住院 3 日后行右全膝关节置换术。术后予以对症支持治疗后患者病情逐渐平稳,但遗留下肢乏力,活动受限。体格检查:体温:36.5℃,脉搏:54 次/分,呼吸:19 次/分,血压:124/76mmHg,脊柱生理弯曲存在,无畸形,棘突无压痛、叩击痛,活动可,骨盆挤压实验、骨盆分离实验(-),双髋关节无畸形,髋关节活动正常。

请根据上述患者情况进行相应的评估和制定康复治疗措施。

一、患者功能评估

1. 肌力评估

患者体位:仰卧位。

伸膝肌群检查:治疗师置于患者右侧体旁,将患者右下肢伸直置于治疗床边下垂,嘱患者主动进行伸膝动作,可见患者主动完成伸膝;随后治疗师于患者小腿下端给予部分阻力,嘱患者抗阻力作伸膝动作,未能成功,记右侧下肢股四头肌肌力3级。

患者体位:俯卧位。

屈膝肌群检查:治疗师置于患者右侧体旁,将患者右下肢自然伸直放置于治疗床上,嘱患者主动进行屈膝动作,能完成,随后治疗师于小腿远端附加部分阻力,嘱患者进行屈膝动作,未能成功,记右下肢屈膝肌群的肌力3级。

2. 关节活动评估

患者体位:俯卧位。

膝关节伸展-屈曲检查。

量角器摆放:轴心位于膝关节的腓骨小头,固定臂与股骨长轴平行,移动臂与腓骨长轴平行,嘱患者右膝做伸展-屈膝动作,记录右膝关节活动度为10°~70°。

3. 肌肉围度的评估

患者体位:仰卧位。

肌肉围度的检测,先检测健侧,后检测患侧,治疗师先位于患者左侧,于髌上10cm处予以皮尺测左侧大腿围度48cm,重复同样的检测可见右侧大腿围度45cm,右侧较左侧差3cm。

4. 其他临床评估　感觉功能检查:感觉未见明显异常。

5. 评估结果

右下肢肌力:根据上述检查伸膝肌群3级,屈膝肌群肌力3级。

关节活动度:右膝关节活动度10°~70°。

肌肉围度:右膝大腿肌肉围度45cm,较左侧萎缩3cm。

二、康复治疗措施

1. **预防并发症治疗**　①教导患者深呼吸和辅助咳嗽技术;②指导患者床上翻身和床边转移技巧,防治压疮;③主动或被动关节活动技术,维持正常关节活动度,防治关节挛缩;④指导患者主动踝泵训练,预防下肢深静脉血栓形成;⑤指导患者肌力训练,防治肌肉萎缩,肌力下降;⑥指导患者正确使用助行器或拐杖。

2. **肌力训练**　利用沙袋或弹力绷带等器具进行下肢伸肌群和屈肌群抗阻训练,增强肌力。

3. **关节活动度训练**　利用下肢膝关节CPM进行膝关节被动活动训练,同时嘱患者主动屈伸膝关节进行主动关节活动训练。

4. **站立行走负重训练**　利用拐杖或助行器站立,在治疗师的指导下,逐渐增加站立行走负重训练。

5. 平衡本体训练 可应用本体感觉神经肌肉促进疗法或运用底部为半球形的足踝本体感觉训练板、动静态平衡训练仪等设备对患者进行本体感觉训练。

（周　云）

实训十六　骨关节炎康复

骨关节炎(osteoarthritis,OA)又称骨关节病、退行性关节炎、增生性骨关节炎、肥大性关节炎、老年性骨关节炎等,是一种常见的慢性关节疾病。骨关节炎主要影响负重大、活动多的关节,如膝关节、髋关节、脊柱关节和手关节。其患病率随增龄而增加,是导致50岁以上人群劳动力丧失的主要原因之一。骨关节康复治疗的目的主要是减轻或消除关节疼痛,延缓关节退变,改善关节功能,增强肌力和全身耐力,从而改善日常生活能力,提高患者生活质量。

【实训目的】

掌握骨关节炎患者功能障碍的评定方法。

熟悉骨关节炎患者日常生活活动能力评定方法。

熟悉骨关节炎常用的康复治疗措施。

【实训对象】

学生及骨关节炎患者。

【实训教具与设备】

治疗床、VAS疼痛评估表、Stewart躯体活动能力评定量表、Meenan关节炎影响测定量表(AIMS)、量角器、皮尺、弹力带、沙袋、膝关节矫形器等。

【实训内容】

膝关节活动度测量,股四头肌、腘绳肌肌力评定、下肢CPM治疗、下肢运动疗法、物理因子治疗、矫形器制作。

患者成某,女,54岁,已婚。主诉:间断性双膝关节疼痛1年。患者于1年前无明显诱因出现双膝关节疼痛,呈间断性刺痛,伴有下肢打软腿、弹响等症状,偶可出现膝关节无法伸直、下蹲等不适,左侧较明显,不伴双下肢麻木、无力,无发热、盗汗等症状。上述症状于上下楼梯、深蹲时明显,天气变化及活动时疼痛加重,休息后略减轻,病后未行规律治疗,症状无明显缓解。患者休息一段时间后,自觉上述症逐渐加重,影响日常生活及工作,现患者为求系统康复治疗来我科就诊。患病以来,精神及食欲尚可,睡眠一般,大小便正常,体力下降,体重无明显改变。

体格检查:体温36.6℃,脉搏74次/分,呼吸18分/次,血压116/84mmHg,发育正常,营养中等,神志清楚,精神状态一般,自主体位,全身皮肤无黄染、皮疹、皮下出血,心脏查体未见异常,胸式呼吸,呼吸浅促,双肺呼吸音粗,未闻及胸膜摩擦音,腹部膨隆,腹软,腹部无压痛及反跳痛,肠鸣音 3 次/分。双膝关节皮色不红,左膝皮温略高,双膝无明显肿胀,双膝关节周围压痛,以关节内外侧间隙、鹅足滑囊、髌下脂肪垫处较重,左侧较明显,双膝浮髌征阴性,双膝麦氏征阳性,双膝过伸过屈试验阳性,双膝研磨试验阳性,双膝内外翻试验阳性,左下肢近端肌力降低,远端肌力、肌张力正常,右下肢肌力、肌张力正常,生理反射存在,病理反射未引出。

请根据患者情况,进行相应的康复评定,并制定康复治疗措施。

一、患者功能评定

1. **下肢长度及周径测量** 患者仰卧位,标记髂前上棘及内踝最高点,采用皮尺测量两点之间的距离,即为下肢长度。取髌骨上、下方各 10cm 处,用皮尺环绕肢体已确定的部位一周,测量大腿及小腿周径,注意双侧对比。下肢长度:左:115.5cm,右:115.8cm。下肢周径:髌上:左 28.4cm,右 31.3cm;髌下:左 27.7cm,右 28.5cm。

2. **膝关节活动的测量** 采用量角器法对双侧膝关节活动度进行测量。嘱患者俯卧位,充分暴露双膝关节,将量角器轴心对准腓骨小头中心,将量角器固定臂置于与股骨纵轴平行位置,将移动臂置于与胫骨纵轴平行位置。先测量关节的主动活动范围,再测量被动活动范围。嘱患者尽力做屈伸动作,记录双膝主动活动度;在治疗师的帮助下,完成最大程度屈伸动作,记录被动状态下双膝活动度。结果:患者左膝关节主动被动活动度降低(主动屈:117°~120°,主动伸 4°~7°;被动屈:125°~128°,被动伸 0°~3°)。右膝主动活动度稍降低(主动屈:128°~131°,主动伸 3°~6°;被动屈 143°~146°,被动伸 2°~5°)

3. **下肢肌力评定** 采用徒手肌力评定法(MMT),检查股四头肌、腘绳肌肌力。

(1)股四头肌肌力评定:嘱患者仰卧位,治疗师站于患者右侧体旁。嘱患者左下肢屈髋屈膝,然后嘱患者做主动伸膝动作,可完成。治疗师在左膝下端前侧施加较轻阻力,患者可抗较轻阻力完成伸膝动作;再施加较重阻力,患者不能抗阻力完成伸膝动作。因此,患者左下肢股四头肌肌力 4 级。依法,测定患者右下肢股四头肌肌力 5 级。

(2)腘绳肌肌力评定:嘱患者俯卧位,治疗师站于患者右侧体旁,嘱患者做左下肢屈膝动作,可完成。治疗师在左小腿后侧下端施加较轻阻力,嘱患者做屈膝动作,不能成功。故左侧腘绳肌肌力 3 级。依照上述方法完成右下肢评定,患者可抗轻阻力完成屈膝动作;但不能抗重阻力完成屈膝动作。故患者右侧腘绳肌肌力 4 级。

4. **疼痛评定** VAS 评分 3 分。

5. **下肢功能评定** 采用 HSS 膝关节功能评定量表评定法,量表见表 16-1。左膝关节评定:疼痛 5 分,功能 4 分,活动度 16 分,肌力 8 分,屈曲畸形 8 分,稳定性 8 分,减分项目 0 分。总分:57 分。同法右膝评分,总分 63 分。

6. **日常生活能力评定** 分别通过改良 Barthel 指数评定法、Stewart 躯体活动能力评定量表评定法、Meenan 关节炎影响测定量表(AIMS)评分法对患者日常生活能力进行评定,具体量表见表 16-2、表 16-3。

(1)改良 Barthel 指数评定:进食 10 分、洗澡 5 分、修饰 5 分、穿衣 10 分、控制大便 10 分、控制小便 10 分、如厕 10 分、床椅转移 15 分、行走 10 分、上下楼梯 10 分。总分 100 分,生活基本自理。

（2）Stewart 躯体活动能力评定量表评定：中等强度活动。

（3）Meenan 关节炎影响测定量表（AIMS）评定：活动度 1 分、体力活动 3 分、灵巧度 0 分、家务活动 1 分、社会活动 3 分、日常生活活动能力 1 分、疼痛 3 分、抑郁 3 分、焦虑 2 分。总分：17 分,骨关节炎对患者生活质量有影响。

7. 神经功能评定 双下肢皮肤感觉、肌张力正常,膝反射正常,踝反射正常,病理征阴性。

表 16-1 膝关节 HSS 评分表

一、疼痛（30 分）　　　　　　　　　　　　　　　　　　　　　　HSS 评分:左侧（　）,右侧（　）

任何时候均无疼痛	30				
行走时无疼痛	15	休息时无疼痛	15		
行走时轻度疼痛	10	休息时轻度疼痛	10		
行走时中度疼痛	5	休息时中度疼痛	5		
行走时严重疼痛	0	休息时严重疼痛	0		

二、功能（22 分）

行走站立无限制	22				
行走 2500~5000 米和站立半小时以上	10	屋内行走,无需支具	5		
行走 500~2500 米和站立可达半小时	8	屋内行走,需要支具	2		
行走少于 500 米	4	能上楼梯	5		
不能行走	0	能上楼梯,但需支具	2		

三、活动度（18 分）

8 度=1 分	最高 18 分		

四、肌力（10 分）

优:完全能对抗阻力	10	中:能带动关节活动	4		
良:部分对抗阻力	8	差:不能带动关节活动	0		

五、屈曲畸形（10 分）

无畸形	10		
小于 5°	8		
5°~10°	5		
大于 10°	0		

六、稳定性(10分)

正常	10
轻度不稳 0°~5°	8
中度不稳 5°~15°	5
严重不稳大于 15°	0

七、减分项目

单手杖	-1	伸直滞缺 5°	-2	每 5°外翻	-1×	
单拐杖	-2	伸直滞缺 10°	-3	每 5°内翻	-1×	
双拐杖	-3	伸直滞缺 15°	-5			

表 16-2　Stewart 躯体活动能力评定量表

活动强度级分类	项目编号	内容
Ⅰ. 基本活动	12	应用浴室无需帮助
	11	进食无需帮助
	10	自己穿脱衣服
	9	走到桌前进餐
	8	在屋内周围走
Ⅱ. 中等强度活动	7	步行一个街区或更远
	6	步行上坡或上楼
	5	如愿意,可跑一小段距离
	4	在室内进行除尘或洗碗碟等工作
	3	在家中搬动桌椅,推动吸尘器等
Ⅲ. 强度活动	2	如愿意,可参加游泳、网球、篮球、排球、划船等体育活动
	1	在家中能刷地板、搬动沉重的家具等

表 16-3　Meenan 的关节炎影响测定量表(the arthritis impact measurement scale,AIMS)

内容和问题	评分
Ⅰ. 活动度	
ⅰ. 你没有因为健康原因而整天或大部分时间都躺在床上吗	4
ⅱ. 你能用公共交通工具吗	3
ⅲ. 你在社区内行走时没有因为健康原因而需由他人帮助吗	2
ⅳ. 你没有由于健康原因而整天或大部分时间都停留在室内吗	1
ⅴ. 你一切正常吗	0
Ⅱ. 体力活动	

续表

内容和问题	评分
ⅰ. 你无需他人或用手杖、拐杖、假肢或围腰帮助就能走路吗	5
ⅱ. 你走过一个街区或爬上一段楼梯都没有困难吗	4
ⅲ. 你走过几排房子或爬上几段楼梯都没有困难吗	3
ⅳ. 你弯腰、提物或弯腰站着没有困难吗	2
ⅴ. 你的健康没有限制你参加跑步、提举重物和参加剧烈的体育活动吗	1
ⅵ. 你一切正常吗	0
Ⅲ. 灵巧度	
ⅰ. 你能容易地用笔或铅笔写字吗	5
ⅱ. 你能容易地在锁孔中拧转钥匙吗	4
ⅲ. 你能容易地扣衣扣吗	3
ⅳ. 你能容易地给鞋子系鞋带吗	2
ⅴ. 你能容易地旋开广口瓶的盖子吗	1
ⅵ. 你一切都正常吗	0
Ⅳ. 家务活动	
ⅰ. 若你有电话你能用它吗	7
ⅱ. 若你必须服药,你能自己服完所有的药吗	6
ⅲ. 你能料理自己的金钱吗	5
ⅳ. 你若有厨房能为自己准备饮食吗	4
ⅴ. 你若有洗熨设备能为自己洗熨吗	3
ⅵ. 你若有交通工具能用它去采购吗	2
ⅶ. 你若有拖把、吸尘器能自己打扫卫生吗	1
ⅷ. 你一切正常吗	0
Ⅴ. 社会活动	
ⅰ. 上一个月中,你和亲密的朋友或亲戚经常打电话吗	5
ⅱ. 上一个月中,你性生活的频率和质量无改变吗	4
ⅲ. 上一个月中,你经常让你的亲戚朋友到你家做客吗	3
ⅳ. 上一个月中,你和你的亲戚朋友经常参加社会活动吗	2
ⅴ. 上一个月中,你到你的亲戚朋友家去拜访过多次吗	1
ⅵ. 你在社会活动方面一切正常吗	0
Ⅵ. 日常生活活动(ADL)能力	
ⅰ. 你用厕所时需要他人帮助吗	4
ⅱ. 你能很好地在家中来回走动吗	3

续表

内容和问题	评分
ⅲ. 你穿衣时不需要他人帮助吗	2
ⅳ. 你洗澡时不需要他人帮助吗	1
ⅴ. 你在 ADL 能力方面一切正常吗	0
Ⅶ. 疼痛	
ⅰ. 上一个月中,你的关节炎没有发生严重的痛,对吗	4
ⅱ. 上一个月中,你的关节炎没有发生一般的痛,对吗	3
ⅲ. 上一个月中,你没有发生晨间僵直,对吗	2
ⅳ. 上一个月中,你没有发生过两个或两个以上的关节痛,对吗	1
ⅴ. 你毫无疼痛吗	0
Ⅷ. 抑郁	
ⅰ. 上一个月中,你没有感到如果你死了别人会好过一些,对吗	6
ⅱ. 上一个月中,你没有感到沮丧到什么也不能让你高兴起来,对吗	5
ⅲ. 上一个月中,你没有感到郁郁不乐和情绪低落,对吗	4
ⅳ. 上一个月中,你没有感到事情并没有像你所希望的那样发展,对吗	3
ⅴ. 上一个月中,你没有感到情绪非常低落,对吗	2
ⅵ. 上一个月中,你喜欢做你的事吗	1
ⅶ. 你情绪一切正常吗	0
Ⅸ. 焦虑	
ⅰ. 在上一个月中,你没有感到紧张或高度紧张,对吗	6
ⅱ. 在上一个月中,你没有被神经过敏所困扰,对吗	5
ⅲ. 在上一个月中,你没有感到使自己安静下来有困难,对吗	4
ⅳ. 在上一个月中,你没有感到使自己松弛而无困难,对吗	3
ⅴ. 在上一个月中,你感到安静和和平,对吗	2
ⅵ. 在上一个月中,你感到松弛而毫不紧张,对吗	1
ⅶ. 你在情绪方面一切正常吗	0

二、康复治疗措施

1. **一般治疗** 调整和限制活动量,减少每次步行的距离和时间,避免跑、跳、爬楼、下蹲等活动,减轻双膝关节负荷。

2. **物理因子治疗** 磁热疗法:每次 20 分钟,每日一至两次;超短波:微热量,每次 15 分钟,每日一次;干扰电:20 分钟,每日一次;超声波:20 分钟,1 次/日;红外线:15 分钟,每日一次。

3. 运动疗法 包括肌肉力量练习、提高耐力的训练、关节活动度训练等。

（1）肌力练习：目的是增加肌力，防止失用性肌萎缩，增强关节稳定性。①股四头肌、腘绳肌等长收缩练习：保持肌肉张力，每次收缩持续 10 秒钟，无痛时适当增加用力程度，每组练习 20 次。②直腿抬高练习：遵循从被动到主动的原则，逐渐将腿抬高至最高点，停留 10~15 秒缓慢放下，每组练习 10~15 次。③下肢抗阻练习：将沙袋绑于患者踝关节处，仰卧位下行伸膝训练，锻炼股四头肌肌力；俯卧位下行屈膝训练，锻炼腘绳肌肌力。10 次/组，3 组/次。

（2）提高耐力的训练：采用双下肢靠墙静蹲练习。患者背靠于平整墙面，下肢外展与肩同宽，下蹲身体并保持不动，下蹲的角度以不引起关节疼痛为主。1 分钟/次，3 次/组。

（3）关节活动度练习：①主动屈曲活动度训练：患者俯卧位，双膝尽量屈曲，将一侧踝部交叉放在另一侧踝关节前方，通过足部将另一侧下肢轻轻地向后拉靠近臀部。然后交叉练习，坚持循序渐进的原则，10 次/组。②关节被动屈伸活动度训练：下肢置于 CPM 治疗仪，调整 CPM 长度，使膝关节正对 CPM 旋转轴心，固定患肢。从小角度开始，角度逐渐加大，以患者能耐受疼痛为标准，每个屈伸动作约 45 秒，每次 1 小时。③关节功能牵引：将下肢固定于膝关节牵引器上，牵引器角度的设置以不引起膝关节疼痛为主，在踝关节处固定牵引带以施加持续牵引力，起始牵引重量可设为 5kg，根据患者反应，逐渐增加牵引重量，但牵引力量控制在不引起明显疼痛的范围内，以免引起反射性肌挛缩。1 小时/次。

4. 手法治疗 由治疗师对患者双膝关节周围肌肉进行手法治疗，主要是股四头肌、腘绳肌、胫前肌、小腿三头肌，促进肌肉代谢，消除肌肉疲劳。

5. 辅助器具使用 练习佩戴软式膝矫形器，改善膝关节稳定性，减轻疼痛和改善步行能力。

6. 药物治疗 非甾体类抗炎药：塞来昔布，1 粒，口服，每日一次。

7. 心理治疗 对患者存在的抑郁或焦虑状态进行心理辅导和心理支持疗法。

8. 健康宣教 增加对疾病认识，消除焦虑情绪，加强治疗方面合作，增加关节功能，预防关节进一步退变。

（王　刚）

实训十七 肩关节周围炎康复

肩关节周围炎(periarthritis of shoulder)是指因肩关节及其周围的肌腱、韧带、腱鞘、滑囊等软组织退行性、炎症性病变而引起的以肩部疼痛和功能障碍为主症的一类疾病。因为其多发生在50岁左右的患者,故又被称为"五十肩"。肩关节周围炎主要表现为肩关节疼痛、主动和被动活动受限,肩关节活动受限影响日常生活,如梳理头发、穿脱衣服、举臂抬物、向后背系扣、腰部系带等动作。虽然肩周炎是自限性疾病,但其症状总的持续时间可达12~42个月。掌握其科学的评定方法、判断患者功能障碍程度;通过制定合适的康复目标、选择合适的康复治疗项目,尽最大程度缩短病程、恢复患者的功能水平,改善生活质量。

【实训目的】

掌握疼痛评定、肩关节活动度评定和肩关节功能评定方法。
熟悉肩关节周围炎不同时期的康复措施。
了解超声引导注射技术。

【实训对象】

学生及肩关节周围炎患者。

【实训教具与设备】

中频电刺激治疗仪、超声波治疗仪、超短波治疗仪、蜡疗仪、量角器、哑铃、弹力带、体操棒、肋木、肌骨超声治疗仪等。

【实训内容】

物理因子治疗方法(中频电刺激、超声波、超短波、蜡疗)、肩关节活动度训练、上肢肌力训练、Maitland 肩关节松动术、Mulligan 动态关节松动术、中医手法治疗(揉捏、拿法、运法、颤抖等)。

患者李某,男,45 岁,农民。主诉左肩痛伴活动受限两月,加重半月。现病史:患者自诉两月前无明显诱因出现左肩周疼痛,为持续性钝痛,疼痛以夜间、受寒及阴雨天时为甚,左肩关节上举、旋后功能活动受限,穿衣活动困难。病程中无发热,无心慌、胸闷及上肢麻木无力等症。间断行膏药外贴治疗,近半月感症状明显加重。遂入院就诊,门诊以"左肩周炎"收入院。病后患者精神、睡眠差,饮食、二便正常;体重、体力无改变。既往史:有"慢性胃炎"病史多年,否认"肝炎""结核"病史,无手术外伤及输、献血史,无药物及食物过敏史。体格检查:

T 36.4℃、P 80 次/分、R 20 次/分、BP 100/80mmHg,神志清楚,精神欠佳,步入病房,疼痛面容,查体合作。头颅五官无畸形,心肺腹无明显异常,脊柱无畸形、压痛。左肩关节无畸形,局部肤色、肤温无改变,左肩关节周围广泛性压痛,以喙突及肱二头肌长头腱结节间沟处压痛明显,生理反射正常存在,病理反射未引出。X 线检查未见明显异常。

请根据上述患者情况进行相应的评估和制定康复治疗措施。

一、患者功能评估

1. **疼痛评估** 视觉模拟评分(VAS)。

患者体位:坐位。

VAS 评分 4 分,中度疼痛。

2. **活动度的评估**

测量工具:圆形量角器。

记录方法:0°标记法。

肩关节屈伸活动度评定:患者取端坐位,治疗师位于患者体侧,患者患肢自然下垂取中立位,轴心对准肩峰,固定臂平行于躯干,移动臂和肱骨平行,让患者主动完成最大范围屈伸活动,同时避免躯干代偿,记录患者左肩关节屈伸范围 92°~0°~40°,同样体位治疗师被动屈伸患者肩关节,记录患者左肩关节被动关节活动度 96°~0°~43°。

肩关节外展活动度评定:患者取端坐位,治疗师位于患者后方,患者患肢自然下垂取中立位,轴心对准肩峰后方,固定臂平行于躯干,移动臂和肱骨平行,让患者主动完成最大范围外展活动,避免躯干代偿,记录患者左肩关节主动活动度 0°~80°,左肩被动关节活动度 0°~83°。

肩关节内外旋活动度评定:患者取端坐位,治疗师位于患者体侧,患者患肢自然下垂取中立位,屈肘 90°轴心对准鹰嘴,固定臂平行于动作起始前臂位置,移动臂与动作结束前臂平行,记录患者左肩关节主动活动度 40°~0°~50°(内~外),左肩关节被动关节活动度 45°~0°~70°。

3. **肌力评定** 徒手肌力评定(MMT)。

肩关节前屈:坐位,患者先无阻力前屈肩关节能全范围完成,保持坐位,上臂远端施加阻力,嘱患者主动前屈肩关节,患者可对抗中等阻力完成全关节范围活动,记录前屈肌力 4 级。

肩关节外展:坐位,患者先无阻力外展肩关节能全范围完成,保持坐位,上臂远端施加阻力,嘱患者主动外展肩关节,避免代偿动作,患者可对抗中等阻力至外展 75°位置,记录外展肌力 4 级。

肩关节后伸:患者俯卧位,嘱患者主动后伸肩关节,患者可抗重力全范围完成,施加中等阻力,患者可完成全范围后伸,记录肌力 4 级。

肩关节内外旋肌力评定:因疼痛,关节活动度受限,无法测量肌力。

4. **肩关节功能评定** 根据患者肩疼痛(P)、ROM(R)、ADL(A)、肌力(M)及关节局部形态(F)5 个方面进行综合评定,患者评分为 62 分。

5. **评估结果** 患者左肩关节各方向关节活动受限,前屈、外展、内旋肌力下降,外旋肌力下降明显不达 2 级,三角肌有轻度萎缩,日常生活活动能力下降:穿衣、洗头动作困难,不能完成翻衣领、系围裙动作。

6. **其他评定** 感觉评定正常。

肌张力评定(Ashworth):正常

二、康复治疗措施

1. **物理治疗** 中频脉冲电刺激镇痛和改善血液循环;超声波治疗消炎、止痛,松解粘连;超短波及蜡疗可使治疗部位均匀受热,消炎止痛、软化粘连。

2. **注射治疗** 患者明显疼痛,进行超声定位下局部注射治疗,缓解疼痛。

3. **关节活动度训练**

(1)关节松动技术应用,松动关节囊粘连扩大活动度:①分离牵引:患者仰卧位,上肢外展50°,治疗师外侧手托住患者上臂远端及肘部,内侧手四指放在腋窝下肱骨头内侧,拇指放在腋前。内侧手向外侧持续拉肱骨约10秒钟,然后放松,重复3~5次。操作中要保持分离牵引力与关节盂的治疗平面相垂直。②长轴牵引:患者仰卧位,上肢稍外展,治疗师外侧手握住肱骨远端,内侧手放在腋窝,拇指在腋前。外侧手向足的方向持续牵拉肱骨约10秒,使肱骨在关节盂内滑动,然后放松,重复3~5次。操作中要保持牵引力与肱骨长轴平行。③外展向足侧滑动:增加肩关节的外展。患者仰卧位,上肢外展90°,肘关节屈曲70°,治疗师坐在患侧,外侧手握住肘关节内侧,内侧手虎口放在肱骨近端外侧,掌心朝上。松动时外侧手稍向外牵引,内侧手向足侧方向推动肱骨,主要作用于盂肱关节。④前后向滑动:增加肩关节前屈和内旋。患者仰卧位,上肢休息位,治疗师站在患侧,外侧手放在肱骨头上,内侧手放在肱骨远端,外侧手将肱骨的近端由前向后推动。⑤后前向滑动:增加肩关节的后伸和外旋。患者仰卧位,上肢放体侧,屈肘,前臂旋前放在胸前,治疗师站在患侧的肩关节外侧,双手的拇指放在肱骨头的后方,其余四指放在肩部及肱骨头的前方,由后向前推动肱骨头。

(2)肩关节周围肌肉、软组织牵伸:①患者仰卧位,治疗师位于患侧,被动前屈患肢至最大范围,在患者可耐受情况下,牵拉后伸肌群,维持30s,重复4~5次,改善前屈活动范围;②患者仰卧位,治疗师被动外展患肢至最大范围,稍加压,牵伸肩内收肌群,维持30s,重复4~5次,改善外展活动范围;③患者患侧卧位,肩前屈位,固定肱骨远端,屈肘位,被动内旋肩关节至最大范围加压,维持30s,重复4~5次,改善内旋活动范围。

(3)利用肋木逐阶上抬进行肩关节前屈、外展持续牵伸,改善活动度。

(4)中医推拿手法应用,放松胸大肌,改善患肩前屈、外展活动度;放松肩关节后方关节囊,冈下肌及小圆肌,改善肩关节内旋活动;背阔肌及三角肌后束放松,改善肩关节前屈活动。

4. **肌力训练** 利用哑铃、弹力带等进行肩关节肌力训练。

(1)患者坐位,哑铃或弹力带加阻,患者抗阻前屈肩关节15RM,3~4组,组间休息30s;每周2~3次。

(2)患者坐位,哑铃或弹力带加阻,患者抗阻外展肩关节15RM,3~4组,组间休息30s;每周2~3次。

(3)患者俯卧位,哑铃或弹力带加阻,患者抗阻外展肩关节15RM,3~4组,组间休息30s;每周2~3次。

(4)患者患侧卧位,屈肘90°,哑铃或弹力带加阻,患者主动抗阻内旋至最大范围15RM,3~4组,组间休息30s;每周2~3次。

(5)患者坐位,上臂中立位,屈肘90°,患者主动外旋肩关节每组15~20次,3~4组,每周2~3次。

5. **作业治疗** 针对患者进行治疗性作业活动设计,如穿衣、洗头、搓澡等动作的训练,改善关节活动,提高日常活动能力。

6. **使用辅助器具** 利用肩关节牵伸支具,进行肩关节受限方向持续牵伸改善肩关节活动范围。

7. **患者自助运动疗法** 肩关节摆动,各方向自我牵伸、扩胸、含胸动作练习,强化治疗效果。

（邢晓红）

实训十八 关节挛缩康复

关节挛缩(joint contracture)系指各种原因造成的关节主动和被动活动度的减低,它是目前临床上十分常见的一种疾病。在外伤或肢体关节周围组织发生病变,手术及关节固定,特别是不适当的外固定、超时间的外固定以后,而又未经过系统的康复治疗,都可能发生关节挛缩。关节挛缩会使关节活动功能不同程度地受限,影响患者的日常生活活动能力,进而使生活质量降低。掌握其科学的评定方法、判断患者功能障碍程度,进而制定合适的康复目标,选择对患者最为有效的康复治疗手段以最大程度改善患者的功能水平,提高生活质量。

【实训目的】

掌握关节挛缩的常用评估方法。
熟悉关节挛缩患者常用的康复治疗手段。

【实训对象】

学生及关节挛缩患者。

【实训教具与设备】

白纸、中性笔、量角器、皮尺、治疗床、弹力带、沙袋、骨伤治疗仪、蜡疗机、中药熏蒸治疗仪。

【实训内容】

VAS 疼痛评估、膝关节活动度评估、下肢肌力评估、大腿围度评估、牵伸技术、膝关节松动术、下肢肌力训练。

患者王某,男,44 岁。主诉右膝关节活动受限 5 月。患者于 5 个月前发生车祸撞伤右侧下肢,当时即感右下肢剧烈疼痛,右膝部皮肤裂伤流血,被急诊送入当地医院,外院骨盆平片提示:右股骨粗隆间骨折;右股骨干正侧位片提示:右股骨下端骨折,断端移位明显。当地医院予以清创缝合、胫骨结节牵引等处理。后患者为求进一步治疗入院骨科,予以牵引、抗感染对症治疗,排除手术禁忌后于 2017 年 2 月 4 日全身麻醉下行"右股骨骨折切开复位内固定术",手术顺利,术后予以抗炎、消肿等对症治疗,患者病情稳定后予以出院。现患者遗留有右膝关节活动受限,为求进一步康复治疗就诊于我科。病程中,患者饮食正常,大小便正常,近期体重未见明显改变。体格检查:体温 36.5℃,脉搏 88 次/分,呼吸 19 次/分,血压 119/78mmHg。发育正常,营养中等,神志清楚,精神尚可,右大腿外侧可见长约 30cm 手术瘢痕,切口愈合良好,无红肿渗出。右膝关节较对侧稍肿胀,皮温略高。右股四头肌萎缩,右膝髌上 10cm 围度 45cm。

右下肢屈髋肌力 5 级,伸膝肌力 4 级。右膝关节活动度:屈曲 0°~40°。右小腿无明显肿胀,右下肢皮肤感觉正常。

请根据上述患者情况进行相应的评估和制定康复治疗措施。

一、患者功能评估

1. **疼痛评估** 视觉模拟评分法(VAS)。

在纸上面画一条 10cm 的横线,横线的一端为 0,表示无痛;另一端为 10,表示剧痛;中间部分表示不同程度的疼痛。患者根据疼痛感受,通过在预先画好的直线上标记某点,通过测量直线上的距离来代表疼痛程度。

2. **右膝关节活动度评估** 患者取俯卧位,测量关节活动度时,量角器轴心位于右膝关节的腓骨小头,固定臂与股骨长轴平行,移动臂与腓骨长轴平行,让患者主动做屈膝动作,量角器的固定臂不动,移动臂随着腓骨移动,进而测得患者右膝关节伸展~屈曲活动范围。测得患者右膝关节伸展~屈曲活动度为 0°~40°。

3. **右下肢肌力评估**

(1)屈髋肌群肌力:患者取仰卧,小腿在桌缘外,做屈髋动作,阻力加于膝上。患者可抗较大阻力完成屈髋动作,记屈髋肌力为 5 级。

(2)伸髋肌群肌力:患者取俯卧,测臀大肌时屈膝,测腘绳肌时伸膝,做伸髋动作,阻力加于股骨远端。患者可抗较大阻力完成伸髋动作,记伸髋肌力为 5 级。

(3)伸膝肌力:患者取仰卧位,患者小腿在桌外下垂,做伸膝动作,阻力加于小腿下端。患者可抗较小阻力完成伸膝动作,记伸膝肌力为 4 级。

(4)屈膝肌群肌力:患者取俯卧位,患者俯卧做屈膝动作,阻力加于小腿下端。患者可抗较小阻力完成屈膝动作,记屈膝肌力为 4 级。

(5)踝背伸肌群肌力:患者取仰卧位,患者小腿下垂,做踝背伸动作,阻力加于足背。患者可抗较大阻力完成踝背伸动作,记踝背伸肌力为 5 级。

(6)踝跖屈肌群肌力:患者取仰卧位,测腓肠肌时伸膝,测比目鱼肌时屈膝,做踝跖屈动作,阻力加于足跟。患者可抗较大阻力完成踝跖屈动作,记踝跖屈肌力为 5 级。

4. **两侧大腿围度评估** 患者体位:下肢稍外展,膝关节伸展位,用皮尺在髌骨上缘上 10cm 处测量围度。测得患者右大腿围度为 45cm,左大腿围度为 46.5cm。

5. **评估结果** VAS 评分为 2 分,患者有轻微疼痛。

右膝关节伸展~屈曲活动度为 0°~40°,患者右膝关节屈曲活动受限。

右侧屈髋肌力、伸髋肌力、踝背伸肌力、踝跖屈肌力为 5 级;右侧伸膝肌力、屈膝肌力为 4 级。患者右侧伸膝肌力、屈膝肌力有轻度减退。

右大腿围度为 45cm,左大腿围度为 46.5cm,患者右大腿围度有轻度减低,提示右侧股四头肌可能有所萎缩。

二、康复治疗措施

1. **关节松动术** 应用长轴牵引、髌骨松动、后前向滑动等方法改善患者右膝关节屈曲活动度。

2. **牵伸训练** 应用右膝关节牵伸训练改善患者右膝关节屈曲活动度。

3. **右下肢伸膝肌力训练** 可嘱患者取坐位,小腿下垂,治疗者一手托住固定大腿远端,另一手托住小腿远端,嘱患者做伸膝抗阻训练。可嘱患者利用沙袋或弹力带等器具进行伸膝抗阻训练。

4. **物理因子治疗** 应用骨伤、蜡疗、中药熏蒸等手段,促进骨痂愈合,缓解关节的紧张度,改善局部血液循环,促进关节功能恢复。

（周 云）